Homöotherapie psychiatrischer und
psychosomatischer Erkrankungen
Markus Gaisbauer

Homöotherapie psychiatrischer und psychosomatischer Erkrankungen
Ein klinisch-homöopathisches Kompendium

Dr. med. Markus Gaisbauer

2., erweiterte Auflage

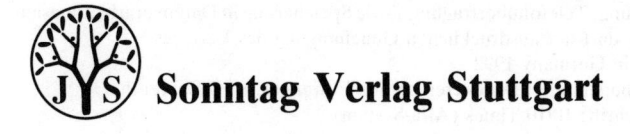

Sonntag Verlag Stuttgart

Die Deutsche Bibliothek — CIP-Einheitsaufnahme

Gaisbauer, Markus:
Homöotherapie psychiatrischer und psychosomatischer Erkrankungen : ein klinisch-homöopathisches Kompendium / von Markus Gaisbauer. — 2., erw. Aufl. — Stuttgart : Sonntag, 1992
ISBN 3-87758-014-9

Wichtiger Hinweis
Wie jede Wissenschaft ist die Medizin ständigen Entwicklungen unterworfen. Forschung und klinische Erfahrung erweitern unsere Kenntnisse, insbesondere was Behandlung und medikamentöse Therapie anbelangt. Soweit in diesem Werk eine Dosierung oder eine Applikation erwähnt wird, darf der Leser zwar darauf vertrauen, daß Autoren, Herausgeber und Verlag große Sorgfalt darauf verwandt haben, daß diese Angabe dem Wissensstand bei Fertigstellung des Werkes entspricht.
Für Angaben über Dosierungsanweisungen und Applikationsformen kann vom Verlag jedoch keine Gewähr übernommen werden. Jeder Benutzer ist angehalten, durch sorgfältige Prüfung der Beipackzettel der verwendeten Präparate und gegebenenfalls nach Konsultation eines Spezialisten, festzustellen, ob die dort gegebene Empfehlung für Dosierungen oder die Beachtung von Kontraindikationen gegenüber der Angabe in diesem Buch abweicht. Eine solche Prüfung ist besonders wichtig bei selten verwendeten Präparaten oder solchen, die neu auf den Markt gebracht worden sind. Jede Dosierung oder Applikation erfolgt auf eigene Gefahr des Benutzers. Autoren und Verlag appellieren an jeden Benutzer, ihm etwa auffallende Ungenauigkeiten dem Verlag mitzuteilen.
Geschützte Warennamen (Warenzeichen) werden nicht besonders kenntlich gemacht. Aus dem Fehlen eines solchen Hinweises kann also nicht geschlossen werden, daß es sich um einen freien Warennamen handele.

ISBN 3-87758-014-9

© Johannes Sonntag Verlagsbuchhandlung GmbH, Rüdigerstr. 14, 7000 Stuttgart 30, 1992
Jeder Nachdruck, jede Wiedergabe, Vervielfältigung und Verbreitung, auch von Teilen des Werkes oder von Abbildungen, jede Abschrift, auch auf fotomechanischem Wege oder im Magnettonverfahren, in Vortrag, Funk, Fernsehsendung, Telefonübertragung sowie Speicherung in Datenverarbeitungsanlagen, bedarf der ausdrücklichen Genehmigung des Verlages
Printed in Germany 1992
Gesamtherstellung: Druckerei Lorenz Ellwanger, 8580 Bayreuth
Grundschrift: 10/10 Times (Alfa-System)

Inhaltsverzeichnis

	Vorworte	9
1.	**Endogene Psychosen**	11
1.1	Zyklothymie	11
1.2	Schizophrenie	16
2.	**Exogene (symptomatische) Psychosen**	22
2.1	Organisches irreversibles Defektsyndrom	22
2.1.1	Organische Defektsyndrome bei frühkindlicher Hirnschädigung	22
2.1.2	Defektsyndrome im Rahmen des Abbaus der Persönlichkeit	25
2.2	Exogene reversible Syndrome (Funktionspsychosen)	28
2.2.1	Exogene Psychosen bei Alkoholintoxikation	29
2.2.2	Exogene Psychosen bei Arzneimittelmißbrauch	31
2.2.3	Reversible Syndrome nach Impfungen	32
2.2.4	Posttraumatische Funktionspsychosen	33
2.2.5	Funktionssyndrome nach physikalischen Einflüssen (Hitze, Insolation)	34
2.2.6	Reversible Syndrome beim „Unterdrückungsphänomen"	36
3.	**Auffallende Persönlichkeiten**	38
3.1	Depressive Persönlichkeit	39
3.1.1	Depression in der Pubertät	39
3.1.2	Depression in der Schwangerschaft	39
3.1.3	Depression im Klimakterium	39
3.1.4	Depression bei Männern	40
3.1.5	Depression im Alter	40
3.2	Asthenische (hypochondrische) Persönlichkeit	42
3.3	Hyperthyme Persönlichkeit	47
3.4	Stimmungslabile Persönlichkeit	48
3.5	Explosive Persönlichkeit	50
3.6	Gemütsarme Persönlichkeit	51
3.7	Geltungssüchtige (hysterische) Persönlichkeit	53
3.8	Selbstunsichere Persönlichkeit	57
3.9	Wahnhafte, fanatische Persönlichkeit	59
3.10	Willensschwache Persönlichkeit	62

4.	**Abnorme Erlebnisreaktionen**	63
4.1	Abnorme Eifersuchtsreaktion	65
4.2	Angst, Schreck- und Furchtreaktion	68
4.2.1	Angstreaktion	68
4.2.2	Schreckreaktion	68
4.2.3	Furchtreaktion	69
4.2.4	Hauptmittel der abnormen Angst-, Schreck- und Furchtreaktion	69
4.3	Abnorme Erlebnisreaktion bei Heimweh	71
5.	**Reaktive Depression**	72
5.1	Allgemeine Depression	72
5.2	Puerperale Depression	75
5.3	Agitierte Depression	77
5.4	Psychotische Depression	79
5.5	Depression mit Suizidgefährdung	80
5.6	Hysterische Depression	82
5.7	Symptomatische, postinfektiöse Depression	83
5.8	Depression in der Menopause	84
5.9	Depressive Verstimmung in der sog. Mid-life-crisis	85
5.10	Reaktive Depression durch Trauer, Gram und Kummer	87
5.11	Jährlich wiederkehrende, zeitlich fixierte, reaktive depressive Verstimmungen	88
6.	**Psychogene und neurotische Störungen**	89
6.1	Psychogene Lähmungen	90
6.2	Psychogene Krämpfe	91
6.2.1	Hauptmittel psychogener Krämpfe	91
6.2.2	Schluckkrämpfe	92
6.2.3	Singultus	93
6.2.4	Lach- und Weinkrämpfe	93
6.2.5	Schreibkrampf	94
6.3	Automatismen	96
6.4	Psychogene Empfindungsstörungen	98
6.5	Psychogener Dämmerzustand	100
7.	**Psychosexuelle Störungen**	101
7.1	Masturbation	101
7.1.1	Exzessive, zwanghafte Masturbation	101
7.1.2	Unangemessene Masturbation	102
7.1.3	Schmerzhafte Masturbation	102
7.2.	Homosexualität	104

7.2.1	Depression der Homosexuellen	104
7.2.2	Homosexuelle Promiskuität	104
7.3	Impotenz	106
7.3.1	Impotenz	106
7.3.2	Frigidität	107
7.3.3	Vorzeitige Ejakulation	108
7.4	Transvestismus	109
7.5	Exhibitionismus	110
8.	**Schlaflosigkeit**	111
9.	**Psychosomatische Erkrankungen**	113
9.1	Funktionelle Oberbauchbeschwerden	114
9.1.1	Syndrome von seiten des Magens	114
9.1.2	Syndrome von seiten des Duodenums	117
9.1.3	Syndrome von seiten der Gallenblase und der Gallenwege	119
9.1.4	Syndrome von seiten des Pankreas	120
9.2	Kardiovaskuläre Störungen	122
9.2.1	Syndrome von seiten des Herzens	122
9.2.2	Hypertonie	126
9.3	Asthma bronchiale	128
9.4	Funktionelle Dickdarmstörungen	130
9.4.1	Obstipation	130
9.4.2	Kolitis	131
9.5	Anorexia nervosa	133
9.6	Fettsucht	134
9.7	Hautstörungen	136
9.7.1	Hyperhidrosis	136
9.7.2	Pruritus	137
9.7.3	Akrozyanose Raynaud	138
9.7.4	Urtikaria	138
9.7.5	Neurodermitisches Ekzem	139
9.8	Neurodermitis	141
9.8.1	Konstitutionsmittel	142
9.8.2	Seelische Faktoren	144
9.8.3	Bakterielle Superinfektion	144
9.9	Allergien	141
	Kurzgefaßte Arzneimittellehre	149
	Literaturverzeichnis	171

Vorwort zur 1. Auflage

Die Neubearbeitung der „Nervenkrankheiten" von A. ZWEIG, 1927 – deren 1. Teil als Band 9 der Biologischen Fachbuchreihe unter dem Titel: HOMÖOTHERAPIE NEUROLOGISCHER ERKRANKUNGEN vorliegt – brachte es zwangsläufig mit sich, die Thematik auf die Bereiche der Psychiatrie und Psychosomatik auszuweiten.

Nur so konnte dem Anspruch Genüge geleistet werden, eine Übersicht der therapeutischen Möglichkeiten der Homöotherapie im gesamten Fachbereich der Nervenkrankheiten zu geben. Dabei wurde das Konzept eines homöopathischen klinischen Kompendiums beibehalten.

Entsprechend der Idee des homöopathischen Therapieverfahrens als einer ganzheitlichen Methode, wurde auch versucht, die Wirkungsweise der homöopathischen Arzneistoffe in ihren verschiedenen Ebenen zu bearbeiten.

Deshalb erfolgte die Darstellung der Mittel in den Bereichen der *Personotropie, der Funktiotropie* und der *Modalitäten.*
Diese Unterteilung wirft auch ein Licht auf die Auffassung, daß Geisteskrankheiten Erkrankungen des ganzen Menschen sind und gerade hier in der homöopathischen Arzneitherapie körperliche Symptome häufig einen besonderen Rang einnehmen können, worauf schon HAHNEMANN im Organon hinweist.

An dieser Stelle sei auch ein grundsätzliches Wort zur Dosierungsfrage gesagt.
Im allgemeinen wird den Hochpotenzen in der Therapie psychiatrischer und psychosomatischer Krankheiten der Vorrang eingeräumt.
Die Angaben als D-Potenz entspricht dabei unseren Erfahrungen am KRANKENHAUS FÜR NATURHEILWEISEN, MÜNCHEN und sind natürlich nicht verpflichtend. Genausogut wird man mit C- oder LM-Potenzen arbeiten können, je nach persönlicher Erfahrung und genausogut werden sich auch mittlere Potenzen verwenden lassen, wenn höhere Dosen gerade nicht verfügbar sind.
Tiefpotenzen (D 2 – D 6) sind eher im Sinne psychotherapeutischer Medikation, in häufigeren Gaben, einzusetzen.

Selbstverständlich repräsentiert die Auswahl der Medikamente eine subjektive Auffassung und auch, wenn die zusammengestellten Mittel in der Literatur häufig empfohlen werden, so ist es dem Kenner der homöopathischen Materia medica bekannt, daß auch andere Arzneistoffe im jeweiligen Fall angezeigt sein können:

„Similia similibus curentur".

München,
im September 1984 **Dr. med. Markus Gaisbauer**

Vorwort zur 2. Auflage

Die 1. Auflage konnte sich im Alltag bewähren und viele nützliche Therapiehilfen vermitteln. Die neue Auflage folgt daher weitestgehend der Konzeption der vorhergegangenen.

Der Verfasser leitet inzwischen verantwortlich die Spezialklinik Höhenkirchen bei München auf ganzheitsmedizinischer und naturheilkundlicher Basis. Diese Klinik ist im Verbund mit der Fakultät zur Integration von Naturheilverfahren innerhalb des „Münchner Modells" der Ludwig-Maximilian-Universität anerkannt und „empfohlene Therapiestätte" des Bundesverbandes Neurodermitiskranker.

Schwerpunktmäßig behandelt werden Ernährungs-, Haut- und allergische Krankheiten wie Psoriasis und Neurodermitis. Dabei ergänzt die Klinik die naturheilkundliche, phytotherapeutische und homöopathische Behandlung sorgfältig durch psychotherapeutische und psychologische Betreuung.

Auf dieser neuen Erfahrungsbasis ergänzte der Verfasser die 2. Auflage um die Kapitel „Neurodermitis" und „Allergien", mit zahlreichen homöopathischen Empfehlungen aus der täglichen Praxis der Spezialklinik.

Stuttgart 1992 **Der Verlag**

1. Endogene Psychosen

1.1 Die Zyklothymie

Definition:

Endogenes Gemütsleiden, gekennzeichnet durch phasenhaft auftretende Verstimmungen (96,5 % depressiver, 3,5 % manischer Natur). Dementsprechend steht das Bild der zyklothymen Depression im Vordergrund. Die Dauer der Stimmungsphasen ist sehr unterschiedlich: durchschnittlich 1/2 bis 1 Jahr, zuweilen kann sich eine Phase aber auch über viele Jahre erstrecken (bis zu 10 Jahre und mehr). Häufigkeit: etwa 1 % der Bevölkerung.

Ätiologie:

Die Ätiologie ist unbekannt; keine pathologisch-anatomischen Anhaltspunkte. Möglicherweise spielt ein Erbfaktor eine Rolle (familiäre Häufung?). Genetische Störung des zerebralen Nor-Adrenalin- und Serotoninstoffwechsels? (bei eineiigen Zwillingen 100 % Konkordanz).
Frauen : Männer = 3:1.

Klinische Formen:

Zyklothyme Depression und zyklothyme Manie
Elementarsymptomatik der zyklothymen Depression:
Elementargefühle (Traurigkeit, Angst oder Schuldgefühle)
Gefühlsverarmung (Minderung der geistig-seelischen Ausdrucksfähigkeit)
Störungen der Erlebnisweisen (Hemmung, Erlebniswiederholung, anankastische Zwänge)
Leibliche Mißempfindungen (Druck- und Schwereempfinden, Beklemmung, Mißempfindungen)
Vegetative Funktionsstörungen (Schlaflosigkeit, Appetitlosigkeit, Gewichtsabnahme, Erlöschen der Libido, Obstipation, Schwindelzustände, Tachykardie).

Elementarsymptomatik der zyklothymen Manie:
Elementargefühle (Heiterkeit, überschwengliche Erlebnisweisen, Entfaltung nach außen)

Gefühlsverflachung (Herabsetzung der affektiven Ansprechbarkeit)
Störung der Erlebnisweisen (Steigerung im Erlebnisablauf, Ideenflucht).
Leibliches Wohlbefinden.
Vegetative Funktionsstörungen.

Differentialdiagnose

Hyperthyme bzw. depressive Persönlichkeiten, Mischpsychosen.
Depressive bzw. manische Syndrome bei symptomatischen Psychosen (Intoxikationen, Traumen).
Reaktive Depression (inhaltliche Korrelation zum akuten Ereignis. Sensible selbstunsichere Personen).
Neurotische Depression (gestörte seelische Erlebnisverarbeitung durch verdrängte Konflikte).

Ambra D 12, D 30

Personotropie: Affektlabilität im Alter, rascher Wechsel der Stimmung von größter Erregtheit zu depressiver Gleichgültigkeit, vorzeitiges Altern, Traurigkeit, nervöse Gereiztheit, Schlaflosigkeit.

Modalitäten: Wärme verschlechtert, morgens besser, in Gegenwart anderer schlechter. Besserung im Freien.

Arsenicum album D 30, D 200

Personotropie: Traurigkeit mit Unruhe, ausgeprägte Angst, besonders nachts, zwingt zum Aufstehen und Umhergehen.

Funktiotropie: Periodisches Auftreten der Symptome; brennende Empfindungen aller Schmerzen.

Modalitäten: Empfindlichkeit gegen jede Art von Unordnung bis zur Pedanterie. Frostigkeit, Durst auf heiße Getränke. Unruhe mit Bewegungsdrang.

Aurum metallicum D 12, D 30, D 200

Personotropie: Kongestionierter Pykniker, melancholisch, Verschlossenheit, Lebensüberdruß mit Selbstmordneigung, Gewissensangst, Todesangst, Folge

	von Ärger, Kummer, Enttäuschung, Widerspruch.
Funktiotropie:	Hypertonus, kardiovaskuläre Störungen.
Modalitäten:	Besserung durch Wärme und Bewegung; Verschlechterung durch Kälte und nachts.

Belladonna D 12, D 30, D 200

Personotropie:	Kongestionierter, lebhafter Typ. Erregungszustände des ZNS mit Angst und Schreckhaftigkeit. Plötzliches Auftreten der Symptome, pulsierende Empfindungen
Funktiotropie:	Trockenheit der Schleimhäute bis zur Schluck- und Sprachbehinderung. Schweißneigung der Haut. Rechtsseitigkeit körperlicher Beschwerden mit Verschlimmerung nachts.
Modalitäten:	Verschlechterung durch äußere Einflüsse, Sonnen- und Lichteinwirkung sowie nachts. Besserung durch Wärme, Ruhe, Dunkelheit.

Ignatia D 12, D 30, D 200

Personotropie:	Unbeständiger, sensibler, melancholischer Typ, hysteroide Symptomatik, charakteristischer plötzlicher Stimmungswechsel, Zornausbrüche durch Widerspruch, Krämpfe bei seelischer Erregung, Globusgefühl im Hals, Kitzelhusten, Reizmittelunverträglichkeit. Folgen von Schreck, Ärger, Kummer durch Verlust des Partners nach unerwiderten Neigungen.
Funktiotropie:	Spastische Beschwerden bei nervöser Erregung, Ulkusdiathese (vorwiegend bei Frauen), Migräne, Ischialgien.
Modalitäten:	Verschlimmerung bei Aufregung, Kummer, Reizmittelkonsum, morgens. Besserung bei Wärme, durch Druck und langsame Bewegung.

Lachesis D 12, D 30, D 200

Personotropie:	Exaltierte, aggressive, psychisch erregbare Personen mit endokrinen Störungen, unaufhörliche Geschwätzigkeit, Tendenz zur Eifersucht, Arg-

	wohn, Haß, Rachegefühl, Folgen erotischer Frustration.
Funktiotropie:	Linksseitigkeit der körperlichen Symptomatik, Tendenz zu entzündlichen bis septischen Prozessen.
Modalitäten:	Allgemeine Verschlechterung nach Schlaf, vor der Periode, durch Hitze. Berührungsempfindlichkeit, besonders am Hals und an der Taille. Folge durch Unterdrückung von Absonderung, Exkretionsbesserung.

Lycopodium D 12, D 30, D 200

Personotropie:	Magere, reizbare, aufbrausende Typen, geistig beweglich, temperamentvoll. Vorzeitige Alterung, Hagerkeit mit Abmagerung, besonders am Oberkörper, blaß-gelblicher Habitus.
Funktiotropie:	Rechtsseitigkeit der körperlichen Symptomatik. Dysphagie bei Hepato-Gastropathien, Heißhunger mit Sättigungsgefühl nach wenigen Bissen, Völlegefühl und Blähungen, funktionelle Pylorusspastik, Stuhl knollig-obstipiert, Gefühl der unvollständigen Entleerung. Steindiathese (Harnsäuresteine), Impotenz bei Leberstörungen.
Modalitäten:	Verschlimmerung vor allem gegen 16 – 20 Uhr, durch Wärme, durch Schlaf. Besserung durch Kälte, im Freien, durch Bewegung.

Natrium chloratum D 30, D 200

Personotropie:	Schwäche, Anämie, Abmagerung bei gutem Appetit, Trockenheit von Haut und Schleimhäuten, Folgen von chronischem Kummer, Folge von Liebesverlust, Verlangen nach Einsamkeit, Ablehnung von Trost.
Funktiotropie:	Vormittagsschwäche (11 Uhr), großer Durst, Salzverlangen, Obstipation. Organotropie zu Hypothalamus, Hypophyse.
Modalitäten:	Verschlechterung durch Kälte und Sonnenhitze; geistige und körperliche Anstrengung schwächen.

Nux vomica D 12, D 30, D 200

Personotropie:	Große Reizbarkeit, Streitsucht, Suizidtendenz, cholerisches Temperament, Überempfindlichkeit gegen Sinnesreize, Folgen geistiger Überforderung.
Funktiotropie:	Verlangen nach Genußmitteln, dyspeptische Zustände, spastische Obstipation.
Modalitäten:	Verschlechterung morgens nach dem Erwachen.

Platinum D 12, D 30, D200

Personotropie:	Hysteroide überhebliche Personen, Selbstüberschätzung, Arroganz. Wechsel von körperlichen und Gemütssymptomen. Kälte- und Taubheitsgefühl umschriebener Stellen. Sexualneurose.
Funktiotropie:	Tetanoide Krampfzustände.
Modalitäten:	Verschlimmerung abends, durch Ruhe, Besserung durch Bewegung im Freien.

Sepia D 30, D 200

Personotropie:	Depressiv, ängstlich, unzuverlässig, gleichgültig gegen familiäre Verpflichtungen. Venöse Stauungen im Pfortadersystem und Genitalbereich mit dem Gefühl des Abwärtsdrängens.
Funktiotropie:	Obstipation. Regelanomalien. Hormonell abhängige Pigmentveränderungen. Hypotonie mit Kollapsneigung. Trockenheit der Mund- und Rachenschleimhäute. Organotropie: Hypophyse - Nebenniere.
Modalitäten:	Verschlechterung durch Kälte, durch Essen, durch Menses. Besserung nachmittags sowie durch leichte Bewegung.

1.2 Schizophrenie

Definition

Neben der Zyklothymie die zweite endogene Psychose. Primär handelt es sich um eine Störung der Erlebnisweisen der Erkrankten, wobei nach SCHNEIDER bei den Kranken „die Sinngesetzlichkeit des Lebens völlig zerrissen" ist. Häufigkeit in der deutschen Durchschnittsbevölkerung zwischen 0,7 bis 1%.

Ätiologie

Genese unbekannt, pathologisch-anatomische Veränderungen konnten nicht nachgewiesen werden. Sicher ist die Anlage zur Krankheit vererbbar (bei eineiigen Zwillingen erkrankt in 75% der andere Zwilling. Das Erkrankungsalter liegt meistens zwischen dem 15. und 35. Lebensjahr. Fehlverhalten in der Kindheit und Umwelteinflüsse sind beteiligt.

Klinik

1. **Symptome ersten Ranges**

Sie sind beweisend für die Schizophrenie. Ein Fehlen dieser Symptome schließt das Vorliegen einer Schizophrenie aber noch nicht aus.

Wahnsyndrom: Inhaltliche Denkstörungen der Art, daß irgendwelchen Ereignissen eine abnorme Bedeutung zugemessen wird.

Verfolgungsideen: Komponente der Unheimlichkeit und Übernatürlichkeit, z. B. religiöser Wahn.

Beziehungsideen: alltägliche, harmlose Begebenheiten und Worte anderer Menschen oder sonstige Beobachtungen werden fälschlich für besonders bedeutungsvoll gehalten, negativ ausgelegt und auf die eigene Person bezogen.

Wahnsymptome: Verfolgungs- und Beziehungsideen.

Wahnwahrnehmung: aus Wahrgenommenem entstehen krankhafte Bedeutungserlebnisse.

Wahneinfälle: ohne unmittelbare Anknüpfung an Beobachtetes plötzlich auftretende Wahngewißheiten.

Wahnwahrnehmungen und **Wahneinfälle** können festgehalten und registriert werden, so daß **Wahngedanken** entstehen. Diese

Wahngedanken können wiederum verknüpft werden (Wahnarbeit), dadurch entsteht ein **Wahnsystem,** in dem sich die Erkrankung manifestiert.

Trugwahrnehmungen oder **Halluzinationen:** Wahrnehmungen, denen eine äußere Reizgrundlage fehlt. Diese Empfindungen sind **akustisch** und **optisch** voll ausgebildet.

Im Vordergrund stehen die akustischen Empfindungen:
Gedankenlautwerden, „Stimmen" sagen dem Kranken ihre eigenen Gedanken.
Stimmenhören, in Form von Rede und Gegenrede.
Stimmen, die das eigene Handeln begleiten und (kritisch) kommentieren, Gedankenentzug oder andere Gedankenbeeinflussungen.
Echte **optische** Halluzinationen sind selten.

2. Symptome zweiten Ranges

Sinnestäuschungen vor allem gustatorischer, osmischer, haptischer und sexueller Art.

Subjektive Mißempfindungen (besonders bei der coenästhetischen Form der Schizophrenie), am häufigsten: Kribbeln, Bauchdruck, Störungen im Bereich der Geschlechtsorgane. Oft fühlen sich die Kranken durch elektrische Ströme, Strahlen u. ä. traktiert.

Geruchs- und Geschmacksstörungen

Gefühlsstörungen: Verstimmungen im Sinne von Traurigkeit, Angst, Gespanntheit, Gleichgültigkeit, Heiterkeit. Mit der Zeit Gemütsverödung, Autismus (seelische Introvertierung), seltener Gefühlsverkehrung (Lachen bei traurigen Anlässen und umgekehrt).

Antriebs- und Bewegungsstörungen: Antriebsverringerung bis zum Stupor, andererseits auch Impulshandlungen, hyperkinetische Erregungszustände.

Persönlichkeitsstörungen – Ichstörungen subjektives Spaltungsempfinden der Persönlichkeit; eigene seelische Vorgänge werden als ichfremd empfunden und auf äußeren Einfluß zurückgeführt. Weiterhin tritt eine Wesensveränderung ein im Sinne einer objektiven Defektbildung oder negativen Wandlung der Persönlichkeit, verursacht vor allem durch die oben aufgeführten Ge-

fühls- und Antriebsstörungen. Nach SCHNEIDER sind beim Schizophrenen alle fünf Erlebnisarten primär gestört:
- das sinnliche (äußere) Wahrnehmen
- das Denken
- das innere Wahrnehmen
- das Fühlen
- das Wollen.

Bei allen diesen Symptomen muß man sich aber stets bewußt sein, daß die geistigen Einzelfunktionen normal bleiben, also z. B. keine Intelligenz-, Bewußtseins-, Denk- oder Gedächtnisstörung! Die Verknüpfung der Einzelfunktionen allerdings ist krankhaft.

3. Formen

a) Paranoide Form
oft Ausdruck des ersten schizophrenen Schubs bei Neuerkrankten, Vorherrschen von Wahnideen, ausgeprägtes Wahnsystem. Besonders häufiges Auftreten von Halluzinationen.

b) Katatonische Form
im Vordergrund stehen abnorme Erregungs- und Spannungszustände der Muskulatur mit entsprechendem motorischem Verhalten (Hyper- und Akinesen, die Bandbreite reicht vom katatonen Stupor bis zur schizophrenen „Tobsucht"); ausgeprägter Verlauf in Schüben, Beginn meist mit 25 Jahren.

c) Schizophrenia simplex
allmähliches Versanden geistiger Fähigkeiten, Antriebsverarmung, Denkzerfahrenheit, Gemütsverödung; seltener Wahnbildungen und Verhaltensstörungen.
Bei frühem Beginn (um das 20. Lebensjahr) spricht man von **Hebephrenie**

d) Coenästhetische Form
die subjektiven Körperstörungen mit wehhafter Stimmung stehen im Vordergrund.

4. Verlauf

in Schüben mit meistens übrigbleibenden Restsymptomen.

5. Prognose

unbehandelt heilen höchstens 20% der leichteren Formen, am besten noch bei der katatonen Form, am schlechtesten bei der paranoiden Form.

Die Mehrzahl der Erkrankungen hinterläßt ungünstige Persönlichkeitsveränderungen.

Anacardium orientale D 12, D 30

Personotropie: Psychotische Zustände mit Reizbarkeit, Boshaftigkeit, Drang zum Fluchen und Schwören, zwiespältige Persönlichkeit, Wechsel zwischen Launen und Ausgeglichenheit, unentschlossen, niedergeschlagen, ängstlich.

Funktiotropie: Ulcus duodeni und Duodenitis, Nüchternschmerz, Essensbesserung bei ständigem Hungergefühl, Pflockgefühl, frustraner Stuhlzwang. Bläschenbildende Hauterkrankungen, Bläschendermatitis, dyshidrotisches Ekzem, auch Schwangerschaftserbrechen.

Modalitäten: Verschlechterung morgens, nach geistiger und körperlicher Anstrengung.
Besserung durch Essen, abends.

Belladonna D 12, D 30

Personotropie: Meist korpulenter, kongestionierter Typus; heftige, unkontrollierte Erregungszustände mit großer Unruhe; psychogene Zustände, besonders infolge von infektiösen Fiebern.

Funktiotropie: Kongestion, Röte des Gesichts, Hitze, brennende Schmerzen, harter Puls. Nachtverschlechterung, Rechtsseitigkeit körperlicher Symptome. Überempfindlichkeit gegenüber allen Reizen.

Modalitäten: Verlangen nach Ruhe und Dunkelheit. Plötzliches Auftreten. Trockene Schleimhäute.

Cannabis indica D 6, D 12, D 30

Personotropie: Überreizung des ZNS mit Halluzinationen, Bewegungsdrang, erotische Phantasien.

Funktiotropie: Reizung des Urogenitalsystems. Thyreotoxische Psychopathie.

Hyoscyamus D 12, D 30

Personotropie: Delirante, ruhelose Zustände, Halluzinationen, Gespanntheit, sexuelle Enthemmung, Furcht,

	Bösartigkeit, ängstlich, eifersüchtig. Nymphomanie.
Funktiotropie:	Hohlorganspastik, zentrale Erregung, Krämpfe.
Modalitäten:	Plötzlichkeit der Beschwerden, Nachtverschlechterung. Wärmebesserung.

Nux moschata D 12, D 30

Personotropie:	Persönlichkeitsspaltung, stimmungslabil, Vergrößerungsgefühl, weinerliche Zustände, Folgen von Gemütserregung.
Funktiotropie:	Große Trockenheit des Mundes bei Durstlosigkeit, ausgeprägter Meteorismus postprandial mit ausgeprägtem Luftaufstoßen.
Modalitäten:	Verschlechterung durch Kälte, Feuchtigkeit, Fahren.
	Besserung bei Wärme und Trockenheit.

Stramonium D 12, D 30, D 200

Personotropie:	Erregungszustände mit agitierten Verhaltensweisen, Geschwätzigkeit, unmotiviertes Lachen, unwillkürliche, ungeordnete Bewegungen, Angst vor dem Alleinsein, vor Dunkelheit. Religiöse Wahninhalte. Hydrophobie. Puerperale Manie.
Funktiotropie:	Krämpfe der glatten Muskulatur (Ösophaguskonstriktionen bei trockenen Schleimhäuten). Unterdrückungsmittel.
Modalitäten:	Nachtverschlechterung. Alleinsein.
	Besserung in Gesellschaft, bei Helligkeit, in Wärme. Wichtiges Unterdrückungsmittel nach vorheriger Schock- oder Tranquilizerbehandlung. Sollte auch als Zwischenmittel in Hochpotenz gegeben werden.

Tarantula hispanica D 12, D 30

Personotropie:	Destruktiv schizoider Typ, Selbstzerstörung, rascher Stimmungswechsel zwischen extremen hypermanischen und verzweifelten Zuständen, ausgesprochene Agitiertheit, moralische Enthemmung und sexuelle Übererregbarkeit.

Funktiotropie:	Überempfindlichkeit der Sinnesorgane, Erregung, Tremor, Vasomotorenkollaps mit kaltem Schweiß und peripherer Zyanose, Gewebsnekrosen, septische Prozesse. Unruhe und nächtlicher Bewegungsdrang.
Modalitäten:	Ruheverschlechterung. Besserung in Bewegung, nachts, durch Schlaf.

Veratrum album D 12, D 30, D 200

Personotropie:	Puerperale Psychosen, religiöse Manie, Heftigkeit, Zerstörungswut, ärgerliche Gereiztheit, geschäftige Unruhe.
Funktiotropie:	Kreislaufkollaps mit Zentralisation, kalte Schweiße (N. vagus). Dysenterie, Trockenheit der Mund- und Rachenschleimhäute, großer Durst nach kaltem Wasser.
Modalitäten:	Verschlimmerung durch Bewegung, Kälte. Besserung durch Ruhe, Wärme, Liegen. Wichtiges Mittel bei allen Formen der jugendlichen Psychosen (Borderline-Syndrom). Auch in der Folge pubertären Fehlverhaltens angezeigt. Alle Formen der Gestationspsychosen.

2. Exogene (symptomatische) Psychosen

2.1 Organisches irreversibles Defektsyndrom

Organische, irreversible Defektsyndrome treten häufig als Folge frühkindlicher Hirnschädigung auf.
Weitere Formen bei Abbau der Persönlichkeit und der geistigen Fähigkeiten im späteren Leben.

2.1.1 Organische Defektsyndrome bei frühkindlicher Hirnschädigung

Ätiologie

Erbschäden,
pränatale Schädigungen,
Embryopathien (Toxoplasmose, Lues, Listeriose, Alkoholismus); postnatale Schädigungen (bis 4. Lebensjahr: Infektionen, Intoxikationen, Unfälle),
perinatale Schädigungen (Anoxie, mechanische Schädigungen) sowie allgemein hervorgerufen durch Anoxie, Hormon- und Stoffwechselstörungen, Mangelzustände, Röntgen- und Radiumstrahlen, Schwangerschaftstoxikosen, Intoxikationen, mechanische Schädigungen.

Klinik

Alle Formen der Intelligenzminderung, wie Debilität, Imbezillität, Idiotie.
Des weiteren Wachstumsstörungen, Reflexdifferenzen, Abartigkeit der Persönlichkeitsstruktur, Anfallsleiden.

Agaricus muscarius D 30

Personotropie: Veränderlich, reizbar, depressiv. Verspätete Entwicklung des Gehirns, schlechtes Gedächtnis, Hemmungen. Ungeschicklichkeit, Plumpheit in geistiger wie körperlicher Hinsicht. Spätes Sprechen- und Kennenlernen der Kinder.

Funktiotropie: Unfreiwillige Muskelkontraktionen, Zittern, Lidspasmen, Eisnadelgefühl. Atropinartige

	Wirkung; Vaguserregung; Halluzinogen.
Modalitäten:	Verschlechterung durch Kälte, Erfrierung, Folgen geistiger und körperlicher Anstrengung.

Barium carbonicum D 30, D 200

Personotropie:	Lymphatismus. Rückständige körperliche und geistige Entwicklung. Schüchtern, zaghaft, meidet Fremde, unsicher, bedrückt.
Funktiotropie:	Lymphdrüsen geschwollen, schmerzhaft und entzündet, trockener Schnupfen. Absonderung von dickem Schleim. Blähbauch, Darmkoliken. Übelriechende Fußschweiße.
Modalitäten:	Kälte verschlechtert. Besserung durch Bewegung in frischer Luft.

Calcium carbonicum D 30

Personotropie:	lernt spät gehen; offene Fontanellen; Zähne erscheinen zu spät. Rachitis, Polypen und Exostosen. Lymphatismus mit Schwellung der Lymphdrüsen. Ängstlich, stur.
Funktiotropie:	Nächtlicher Kopfschweiß, Fußschweiß. Verlangen nach Saurem.
Modalitäten:	Verschlechterung durch körperliche und geistige Anstrengungen; feuchte Kälte; Vollmond. Besserung bei trockenem und warmem Wetter.

Calcium phosphoricum D 30

Personotropie:	Lymphatismus. Schlank und mager, aufgeschossen. Neigung zu Durchfällen. Knochenschmerzen besonders in den langen Röhrenknochen. Anämische, schwächliche und empfindliche Kinder.
Funktiotropie:	Schulkopfweh, Verlangen nach Schinken und geräuchertem Fleisch.
Modalitäten:	Verschlechterung durch feuchtkaltes Wetter, Schneefall und Wetterwechsel. Besserung im Sommer durch warmes, trockenes Wetter.

Silicea D 30, D 200

Personotropie:	Klein und hager, besonders Glieder. Bauch vorgetrieben. Ängstlich, nervös, schüchtern.
Funktiotropie:	Fröstelig, kälteempfindlich, aufgetriebenes Abdomen, kolikartige oder schneidende Schmerzen mit Darmkollern, Obstipation, starke Erkältlichkeit.
Modalitäten:	Verschlechterung morgens, durch Kälte, feuchtkaltes Wetter, Neumond. Besserung durch Wärme, warme Umschläge, feuchtwarmes Wetter.

Sulfur D 30, D 200

Personotropie:	Unordentlich, egoistisch, faul, vergeßlich.
Funktiotropie:	Schwefelstoffwechsel, Skrofulose, Leber-Pfortadersystem. Durchfälle morgens. Ekzeme, Unreinheit der Haut.
Modalitäten:	Wärme verschlechtert. Verschlimmerung durch kaltes Baden, Ruhe, Stehen. Besserung durch trocknes, warmes Wetter, Rechtsseitenlage.

Als weitere Mittel bei frühkindlicher Hirnschädigung werden angegeben:

Apis D 4, D 12, D 30
Hydrozephalus infolge Geburtstraumas, schwerer Defekt mit Bewußtlosigkeit, Cri encéphalique.

Argentum nitricum D 30, D 200
Nervöse, gereizte, aufgeregte Patienten bei posttraumatischer Epilepsie und Krampfzuständen.

Arnica D 4, D 12, D 30
Hirnschäden nach Geburtstraumen.

Cuprum D 12, D 30
Traumatische Epilepsie.

Helleborus D 4, D 12
Gemütsdefekte nach Hirntraumen.

Hypericum D 4 lange Zeit, D 12, D 30
bei Nervenverletzungen, einschließlich Gehirntraumen.

Zincum D 200
Kindliche Epilepsie, Unruhe und Schlaflosigkeit.

Wichtig bei frühkindlichen Hirnschäden ist der Einsatz von Nosoden in Hochpotenzen, besonders wenn eine der Erkrankungen in der Erbfolge aufgetreten ist. Pränatal – Durchführung der Eugenischen Kur als empfohlene Prophylaxe (VANNIER).

Luesinum D 200
Angeborene oder frühkindliche Geburts- und Hirntraumen, Veränderungen an Haut und Knochen und Schleimhäuten, wie bei Lues connata.
Nachtverschlechterung, Depression, Neuralgien

Medorrhinum D 200
Neigung zu rheumatischen Schwellungen, besonders der kleinen Gelenke.
Chronische Katarrhe der oberen Luftwege, Schwellung der Tonsillen, Absonderung von dickem, gelbem Schleim aus der Nase. Asthma. Unruhe der Beine mit Bewegungszwang. Gedächtnisschwäche, Konzentrationsmangel.
Verschlechterung beim Denken an die Beschwerden, tagsüber.
Besserung bei feuchtem Wetter, am Meer.

Tuberculinum D 200
Konstitutionsmittel bei lymphatischer Diathese. Schwäche, Lymphschwellungen, Folgen spezifischer tuberkulinischer Prozesse.

2.1.2 Defektsyndrome im Rahmen des Abbaus der Persönlichkeit

Ätiologie

Sämtliche Erkrankungen, die mit der Ausbildung von Hirndefekten einhergehen (z. B. Encephalomyelitis disseminata, Paralyse, Traumen).

Klinik

Die organisch bedingten Veränderungen der Persönlichkeit zeigen vielfältige Erscheinungsbilder:
leichtes Abbausyndrom, gekennzeichnet durch eine Abnahme

der Spontaneität, der Initiative und der schöpferischen Leistungen.
„Zuspitzung" der Persönlichkeit: Der Sparsame wird geizig, der Furchtsame überängstlich usw.
Bei schwerem Abbausyndrom Verlust an Differenziertheit, der Wesenskern entleert sich, Verblassen der Individualität.
Die Kranken werden später euphorisch (leere Euphorie) oder auch depressiv, launisch, geschwätzig, reizbar oder auch apathisch. Das organische Defektsyndrom beinhaltet die Abnahme der intellektuellen Leistungsfähigkeit bis hin zu Demenz.
Häufig Überlagerungen von reversiblen und irreversiblen Syndromen.

Ambra D 4, D 30
Altersmittel bei vorzeitigem Altern, Affektinkontinenz und Stimmungslabilität, besonders nach psorischen Belastungen (z. B. Arteriosklerose). Sexuelle Neurasthenie.

Arnica D 12, D 30
Zur Verbesserung der Arteriolen und Kapillardurchblutung bei vollblütigen, pyknischen, zu Kongestionen neigenden Patienten angezeigt.
Schwindel, rasche Ermüdbarkeit, Apoplexgefährdung.

Aurum D 12, D 30
Bei Habitus apoplecticus mit Depressionsneigung.

Barium carbonicum D 6, D 12, D 30
Früh gealterte Patienten mit Herzbeschwerden und eingeengter Gehirntätigkeit.

Conium D 12, D 30
Altersschwindel mit nächtlichem Reizhusten, Verschlechterung bei Lagewechsel, Furcht vor Alleinsein, Erschöpfung, Zittern, Paresen.

Kalium jodatum D 3, D 4
Bei nächtlicher Verschlimmerung, Gedächtnisverlust, Schlaflosigkeit und kongestiven Kopfschmerzen.

Opium D 12, D 30
Stuporöser Zustand mit zentralen Atemstörungen (z. B. Apoplex) und Lähmungserscheinungen, Gefäßstau, atonische Obstipation.

Phosphorus D 30, D 200
Allgemeine nervöse, zirkulatorische und körperliche Schwäche, venöse Stase mit Blutungstendenz.
Organische Degenerationsprozesse des ZNS.
Nachtverschlechterung. Unruhe. Brennende Empfindungen (Hände).

Plumbum D 30
Geistiger Abbau bei Zerebralsklerose, Schlaflosigkeit, Störungen der Sprache. Spastische Obstipation, Abdominalkoliken, Angiospasmen. Nephrogener Hypertonus.

Secale D 6, D 30
Gefäßspasmen, die während des Gehens auftreten. Nächtliche Überhitzung der Extremitäten bei subjektivem Kältegefühl.

Viscum album D 4, D 6
Kopfkongestion mit Schwindel und Kopfschmerzen.

2.2 Exogene reversible Syndrome (Funktionspsychosen)

Definition

Die Funktionspsychosen beruhen auf Störungen der seelisch-geistigen Allgemeinfunktion (Erleben, Handeln, Gedächtnistätigkeit) und der besonderen Funktionsformen, der Wahrnehmung, des Denkens, Wollens, Fühlens.
Minderung der Gedächtnistätigkeit, gekennzeichnet durch das Ausbleiben von Reproduktionen, mangelnde Ausnutzung der gespeicherten Engramme bis zur Desorientierung.
Produktive Symptome:
Konfabulationen und Perseverationen (Haftenbleiben an einer Vorstellung, bei einem Thema).

Bei Beeinträchtigung der besonderen seelisch-geistigen Funktionsformen kommt es klinisch zur entsprechenden Funktionsminderung und zu produktiven Symptomen im Bereich optischer, akustischer, osmischer, gustatorischer, haptischer (taktiler), somatischer und sexueller Wahrnehmungsfunktionen, Phantasievorstellungen (vorhandene Reizgrundlage) und Trugwahrnehmungen (Halluzinationen, besonders optische und akustische).
Die Funktionsminderung des Denkens zeigt sich durch Absinken im Niveau des geistigen Inhalts des Denkens, einer Verlangsamung des Denkablaufs und durch formale Denkstörungen.
Produktive Symptome z. B. in Form katathymer Wahnthematik.

Die reversiblen Psychosen bewirken eine Verflachung der Gefühle:
Minderung der affektiven Ansprechbarkeit, Affektlabilität, Minderung der gefühlsmäßigen Resonanzfähigkeit und gefühlsmäßige Entleerung.
Die Funktionsminderung des Wollens zeigt sich als Antriebsverminderung, die produktiven Symptome offenbaren sich in unüberlegten inneren und äußeren Handlungen.

Ätiologie

Akute und chronische Hirnerkrankungen,
interne Erkrankungen (Stoffwechsel),
Hypoxidosen,
Traumen,

Hirngeschwülste,
physikalische Einflüsse,
Toxikosen (Alkohol, medikamentös),
Schwangerschaft.

Klinik

Antriebsverminderung, Denk- und Bewegungsverlangsamung.
Affektstörungen: Apathie, Depressionen, Ängstlichkeit, selten Manie, Indolenz, vegetative Labilität.
Amnestische Symptome: Gedächtnisstörungen. Störung der Merkfähigkeit mit Desorientierung, Erinnerungstäuschung, Konfabulation, auch Größenideen. Häufig bei toxischen Schädigungen (Alkohol, CO-Vergiftung), Wahnbildungen, Halluzinationen.

Bewußtseinstrübung
Desorientierung, Apathie, ungeordnetes Denken, schwere Gedächtnisstörung, Gefühlsstörungen, Verwirrtheit.

Bewußtlosigkeit
Erleben als aktuelle seelische Tätigkeit völlig erloschen. Spontane motorische Unruhe ist möglich.

Koma
Im Gegensatz zur Bewußtlosigkeit hier zusätzlich noch Erlöschen der Eigen- und Fremdreflexe, meist auch Ausfall der zentralen Atmungs- und Kreislaufregulation.

2.2.1 Exogene Psychosen bei Alkoholintoxikation

In der homöopathischen Arzneibehandlung mag jedes einzelne Mittel für die verschiedenen Schweregrade der Ausprägung eines reversiblen zerebralen Syndroms in Frage kommen.
Entscheidend ist hier **nicht das quantitative** Ausmaß der Störung, sondern die **qualitative Ausprägung** des klinischen Erscheinungsbildes.

Acidum sulfuricum D 12, D 30
Schwäche, vernachlässigtes Äußeres, Zittern, Hitzewallungen mit heißen Schweißen,
Berührungsempfindlichkeit,
Blutungsneigung mit Geschwüren.

Arsenicum album D 30
Angst und Ruhelosigkeit mit großer geistiger und körperlicher Erschöpfung.
Brennende Empfindungen.
Wärmebesserung bei allgemeiner Frostigkeit, Nachtverschlechterung.
Großer Durst mit Verlangen nach warmen Getränken.

Bufo D 6, D 12
Epileptiforme Krampfzustände, Brechwürgen, Mangel an Selbstkontrolle. Geistige Benommenheit, depressiv, arbeitsscheu.

Carboneum sulfuratum D 12, D 30
Chronischer Alkoholismus (Hauptmittel), alkoholtoxische Polyneuropathie.
Mittleres bis schweres Durchgangssyndrom.

Kalium bichromicum D 12, D 30
Schleimhautmittel bei zähen Sekreten und Ulzerationen.
Kälte- und Wetterempfindlichkeit.
Chronische Gastritis der Biertrinker.

Lyssa D 12, D 30
Delirium tremens.
Überempfindlichkeit gegen Geräusche, Angst vor Wasser und Berührung.

Nux vomica D 12, D 30
Hauptmittel bei Medikamenten- oder Alkoholabusus, morgendliche Kopfschmerzen, spastische, dyspeptische Magen- und Darmbeschwerden mit Obstipation.
Verlangen nach Reiz- und Genußstoffen mit Verschlechterung dadurch. Morgens Verschlechterung.

Opium D 12, D 30
Stuporöser Zustand, völlige Antriebslosigkeit nach einer Phase der Überreizung des Nervensystems.
Atonische Obstipation, Gefäßstase.
Starke Schweißbildung.
Folgen von Schreck, Angst, Schlaflosigkeit.

Sulfur D 30, D 200
Leberschädigung und Pfortaderstauung mit Hämorrhoiden sowie entzündliche Haut- und Schleimhautentzündungen.
Morgendliche Diarrhöen.

2.2.2 Exogene Psychosen bei Arzneimittelmißbrauch

Camphora D 4, D 12
Kreislaufstörung infolge Medikamentenmißbrauch, Schwindel, Übelkeit, Durchfälle, vegetative Krisen.

Carbo vegetabilis D 12, D 30
Arzneiunverträglichkeit, besonders bei Völle, Blähungen und gastrokardialem Symptomenkomplex.

Hydrastis D 4, D 12
Haut- und Schleimhautmittel bei Arzneischäden.
Allergien, Störungen der Schleimhäute von Nase, Rachen, Magen und Darm bis zu hämorrhagischer Gastritis oder Colitits.

Lachesis D 12, D 30, D 200
Psychische bis psychotische Symptomatik und entzündliche, vor allem linksseitige Affektionen der venösen Strombahn nach hormonellen (und operativen) Eingriffen des weiblichen hormonellen Systems, besonders nach Unterdrückung von Ausscheidungen (z. B. Hysterektomie).

Nux vomica D 12, D 30, D 200
Hauptmittel bei Arzneimittelmißbrauch.
Cholerisches Temperament, Folgen geistiger Überlastung, Verlangen nach Reiz- und Genußmitteln.
Dyspeptische, entzündliche Oberbauchstörungen, spastische Obstipation.
Morgenverschlechterung.

Opium D 12, D 30, D 200
Bei Schäden nach Suchtgiften empfohlen, besonders bei Vorliegen atonischer Obstipation.
Benommenheit, Schreckhaftigkeit, starke Schweißneigung, venöse Stase.

Phosphorus D 12, D 30
bei Cortisonschäden empfohlen.

Pulsatilla D 4, D 12, D 30
Störungen des venösen Zirkulationssystems nach Hormontherapie (z. B. Pille).
Erythema nodosum, Galle und galleableitende Wege. Hypo- wie Amenorrhöe, Colitis mucosa.

Selenium D 12, D 30
Schwäche und Erschöpfungszustände bei Arzneimittelunverträglichkeit. Status seborrhoicus, Ekzem (Handinnenfläche).

Sulfur D 12, D 30
Nach Antibiotikamißbrauch und -schädigung, Dysbakterie, Haut- und Schleimhauterscheinungen.
Leberschäden mit Pfortaderstauung, morgendliche Diarrhöen.

Zincum D 12, D 30, D 200
Neurovegetative Störungen, wie Unruhe, Schlaflosigkeit mit Unruhe der Beine, Zuckungen, geistige Erschöpfung nach Arzneimittelmißbrauch, insbesondere bei Unterdrückung von Hautausschlägen mit nachfolgenden Störungen von seiten des neurovegetativen Systems.

2.2.3 Reversible Syndrome nach Impfungen

Übereinstimmend wird von homöopathischer Seite bei der Behandlung von Impfschäden die Therapie mit den entsprechenden Nosoden (D 200) empfohlen. Es ist hier auch an eine prophylaktische Gabe der jeweiligen Nosode einige Tage vor der Impfung zu denken.

Des weiteren kommen insbesondere in Betracht:

Apis D 12, D 30
Meningeale Reizzustände nach Pocken- und Polioimpfungen. Rechtsseitigkeit, Durstlosigkeit, urtikarielle Ekzeme.

Gelsemium D 30
bei Impfschäden nach Polioimpfungen.

Silicea D 12, D 30
Müdigkeit, Mattigkeit, Schwächezustände nach Pockenimpfung. Schweiße, Obstipation, Frostigkeit.

Thuja D 30, D 200
Hauptmittel bei Impfschäden, insbesondere bei reizbaren, streitsüchtigen, boshaften Personen.
Hydrogenoide Konstitution.

Zincum D 12, D 30, D 200
Zerebrale Reizzustände mit nervöser Unruhe und Schlaflosigkeit.

2.2.4 Posttraumatische Funktionspsychosen

Es kommt – abgesehen von Bagatellfällen – in aller Regel bei größeren Traumen und ebenso infolge von Operationen und Blutverlusten zu passageren reversiblen Funktionssyndromen.
In der Behandlung solcher Zustände leistet die Homöopathie sehr gute Dienste.

Acidum phosphoricum D 12, D 30
Neigung zu kapillaren, venösen Blutungen aus Nase, Mund, Zunge, Magen, Darm, Blase und Uterus.
Hämatome nach Stoß und Quetschungen, Schwäche nach Blutverlust.
Auffallende geistige Erschöpfung, Apathie, Stumpfheit.
Verschlimmerung durch geistige, körperliche Anstrengung, Aufregung, Lärm- und Lichtreize.
Besserung nach kurzem Schlaf und Ruhe.

Arnica D 4, D 12, D 30
Das Hauptmittel bei stumpfen Traumen mit Hämatombildung und bei Operationen.
Positive Wirkungen auch bei prophylaktischer Gabe (präoperativ, Geburtsvorbereitung).
Athletischer, kongestiver Typus. Angst, Schwäche, Zerschlagenheitsgefühl, besonders nächtliche Unruhe, Berührungsempfindlichkeit.
In allen Stadien von leichten bis schweren posttraumatischen Funktionssyndromen angezeigt, z. B. auch bei Herzinfarkt, Apoplex u. a.).

China D 12, D 30
Vorwiegend allgemeine Störungen, wie Schwäche, Müdigkeit, Appetitlosigkeit, Blässe, Anämie, verzögerte Rekonvaleszenz nach Blut- und Säfteverlust (z. B. auch Schwäche und Anämie nach starken Menstruationsblutungen).

Hypericum D 4, D 12, D 30
Das Mittel der Nervenverletzungen sowohl bei Schädel-Hirn-Traumen als auch bei peripheren Nervenverletzungen.

Melilotus D 4, D 12
Besserung von Kopfschmerzen durch Blutungen (z. B. Nasenbluten).

Natrium carbonicum D 12, D 30, D 200
Neurovegetatives Syndrom (Kopfschmerzen, Schwindel, Übelkeit, Anfälle) als Langzeitresiduum nach Schädel-Hirn-Traumen.

Nux vomica D 4, D 12
Spastische Obstipation und Magen-Darm-Beschwerden mit cholerischer, reizbarer Verstimmung.

Opium D 12, D 30
Versuchsweise bei schwerem zerebralem Durchgangssyndrom.

Phosphorus D 12, D 30
Wichtiges Blutungsmittel (jede kleinste Wunde blutet stark hellrot, Gerinnung herabgesetzt).
Polychrest bei sensiblen und sensorischen Hyperästhesien.
Furcht, Angst in Dunkelheit.
Nachtverschlechterung.
Nervöse Erschöpfungszustände.
Brennschmerz, Kälteverlangen, Herzklopfen bei Bewegung, bei Linksseitenlage.

Sabal serrulatum D 4
postoperative Blasenlähmung.

2.2.5 Funktionssyndrome nach physikalischen Einflüssen (Hitze, Insolation)

Aconitum D 4, D 12, D 30
Hitzeschaden bei kräftigen, vollblütigen Typen, arterielle Gefäßaktivität.
Angstvolle Ruhelosigkeit mit Todesfurcht, Hyperästhesien und Parästhesien der Haut.
Neuralgiforme und neuritische Beschwerden auch im Hirnnervenbereich. Plötzlichkeit des Auftretens, Angriffsseite links.
Besserung durch Schweißabsonderung.

Antimonium crudum D 12, D 30
Kopfschmerz nach Temperaturextremen (z. B. eiskaltes Bad im Sommer o. a.).

Apis D 12, D 30
Hirndrucksteigerung infolge Hitze- und Sonneneinwirkung.
Ödem- und Exsudatbildung mit Bewußtlosigkeit, Aufschreien und Zuckungen, Unruhe, Durstlosigkeit, urtikarielle Exantheme, blasser Habitus.

Belladonna D 4, D 12, D 30
Plötzlich wirkendes Mittel mit Zeichen der Benommenheit, Kopfschmerzen bis hin zu Bewußtlosigkeit.
Auch psychotische Symptomatik möglich. Rechtsseitigkeit, kongestiver, pyknischer Typus.
Nachtverschlechterung.

Cuprum D 12, D 30
Krampfzustände nach Hitze- und Sonneneinwirkung.
Kältebesserung.

Gelsemium D 6, D 12, D 30
Kongestionierte Kopfschmerzen vom Nacken in die Stirn ausstrahlend auf Grund venöser Stase.
Nervöse Erschöpfung, Somnolenz, Schwindel mit Sehstörungen und Augenmuskellähmung.

Glonoinum D 6, D 12
Störungen des arteriellen Gefäßsystems, besonders im Kopf- und Herzbereich.
Ängstlichkeit, Furcht, Unruhe. Pulsierender Kopfschmerz, Migräne, hypertensive Krisen.

Lachesis D 12, D 30
Überempfindlichkeit gegen Wärme, Hitze, Sonne, besonders bei den kongestionierten Klimakterikerinnen, hysteroide Zustände mit Herzsymptomatik.
Geschwätzigkeit, Hyperästhesie.
Verschlechterung durch Schlaf, morgens. Linksseitigkeit.
Besserung durch Körperausscheidungen (Menses, Schweiß usw.).

Melilotus D 4
Infolge Wärmeeinwirkung und Gefäßerweiterung heftige Kopfschmerzen.
Besserung durch Nasenbluten.

Opium D 12, D 30, D 200
Stuporöser Zustand nach Wärmeeinwirkung, starke Pupillenkon-

traktion, Cheyne-Stoke'sche Atmung, Schreckvorstellungen, Zuckungen, Schläfrigkeit, ohne schlafen zu können. Atonie des Intestinaltraktes.

Natrium sulfuricum D 12, D 30
Schädigung durch feuchtwarme Hitze mit melancholisch-depressiver Verstimmung.
Vorwiegend Leber-Galle-Darmmittel mit Diarrhöen. Auch asthmatoide Zustände im Wechsel mit gastro-intestinaler Symptomatik. Ekzematöse Hauterscheinungen.

2.2.6 Reversible Syndrome beim „Unterdrückungsphänomen"

In der Erfahrungsmedizin ist der Begriff der „Unterdrückung" geläufig. Darunter versteht man das Auftreten einer Folgekrankheit in einem entsprechenden Zeitraum (bis zu 6 Monaten) nach einem therapeutischen Eingriff (z. B. Asthma nach unterdrückten Hautausschlägen; Ekzeme nach Hysterektomie, auch zerebrale Krampfanfälle und Psychosen nach Cortisontherapie von Ekzemen sind bekannt). Sind solche Zusammenhänge gegeben, dann ist die Homöopathie die Therapie der Wahl, wobei häufig in entsprechend gelagerten Fällen das passagere Auftreten der Erstkrankheit wieder zu beobachten ist.

Colocynthis D 12, D 30
Neuralgien, Koliken, Diarrhöen.

Cuprum D 30, D 200
Zerebrale Krampferscheinungen nach Unterdrücken von ekzematösen oder exanthematischen Effloreszenzen.

Kalium bichromicum D 12, D 30
Kopfschmerzen durch NNH-Affektionen nach antibiotischer Behandlung von Bronchitiden.

Lachesis D 12, D 30
Unterdrückungsphänomene aus dem gynäkologischen Bereich mit Kopfschmerzen, Regelstörungen, Wallungen, Ekzemen, Thrombophlebitiden, auch psychotische Episoden beschrieben.

Pulsatilla D 4, D 12, D 30
Depressive Verstimmungen nach Östrogentherapie (Pille). Störungen der venösen Strombahn.

Silicea D 12, D 30
Nervöse Erschöpfung mit allgemeiner Überempfindlichkeit.
Chronische Eiterungen nach Unterdrückung von Fußschweiß.

Stramonium D 30
Bei allen psychiatrischen Vorbehandlungen als Eingangs- oder Zwischenmittel.

Sulfur D 30, D 200
Hauptmittel (Antibiotika, Cortison).

Thuja D 30, D 200
Nervöse Erregung, Depressionen, Wahnideen, Nagelkopfschmerzen (li. Stirnhöhle) nach unterdrückten katarrhalischen Infekten oder chronischen Unterleibsaffektionen.
Impffolgen.
Schweiße, Frostigkeit, Diarrhöe.
Verschlechterung durch Nässe und Kälte.
Besserung durch Wärme.

Zincum D 30, D 200
Schlaflosigkeit nach Hauterkrankungen, Hauptmittel der Unterdrückung.

3. Auffallende Persönlichkeiten

Auch im Rahmen der homöopathischen Therapie empfiehlt es sich, von **auffallenden Persönlichkeiten** zu sprechen. Wir meinen damit Patienten, deren auffallende Abweichung von der Norm zu persönlichen, innerseelischen oder auch zwischenmenschlichen Schwierigkeiten führt.

In der Einteilung folgen wir der Typenlehre K. SCHNEIDER's und unterscheiden:

depressive,
asthenische,
hyperthyme,
stimmungslabile,
explosible,
gemütsarme,
geltungssüchtige,
selbstunsichere,
fanatische und willensschwache Persönlichkeiten.

Selbstverständlich gelten die unter dem jeweiligen Führungsphänomen genannten homöopathischen Mittel bei Übereinstimmung der Symptome auch für abnorme Erlebnisreaktionen oder psychopathische Entwicklungen.

Hochpotenzen sind in der Verordnung vorzuziehen.

3.1 Depressive Persönlichkeit

Einschränkung, sich freuen zu können, schwermütig, mißmutig und mißtrauisch. Häufig Selbstmordversuche.

3.1.1 Depression in der Pubertät

Aristolochia D 12	Prämenstruelle Depression.
Cyclamen D 6, D 12	Ovarielle Insuffizienz.
Ignatia D 12, D 30	Hysteroid, sprunghaft, kindisch.
Lycopodium D 4, D 12	Leber-Pfortadermittel, Obstipation.
Mancinella D 12	Mutismus.
Natrium chlor. D 12, D 30	Trockenheit von Haut und Schleimhäuten, Obstipation. 11-Uhr-Schwäche.
Silicea D 12, D 30	Schweiße, Schwäche, Frostigkeit.
Staphisagria D 12, D 30	Reizbarkeit, Ärger.

3.1.2 Depression in der Schwangerschaft

Helonias D 6	Schwächung durch Geburten, Senkungsbeschwerden.
Platinum D 12, D 30	Puerperale Depression.
Pulsatilla D 6, D 12	Wehenschwäche, weinerlich.
Sepia D 12, D 30	Endokrine Insuffizienz, Affektive Indifferenz.

3.1.3 Depression im Klimakterium

Cimicifuga D 12, D 30	Inkretorische Schwäche, Rheuma, Neuralgien.
Ignatia D 12, D 30	Hysteroide Symptomatik.
Lachesis D 12, D 30	Schlafverschlechterung, Klimakterisches Syndrom.
Murex purpurea D 12	Sexuelle Erregung.
Natrium carb. D 30	Metabolische Störungen.
Natrium sulf. D 12, D 30	Posthepatisch, Diarrhöe.
Sepia D 12, D 30	Affektive Indifferenz, Senkungsbeschwerden.

3.1.4 Depression bei Männern

Alumina D 12, D 30	Trockenheit, Hagerkeit.
Ambra D 4	Affektlabilität, Schlafstörungen.
Aurum D 30	kardiovaskuläre Störungen, Hypertonus.
Causticum D 30	Rheumatiker, Feuchtigkeitsbesserung, Inkontinenz.
Conium D 12, D 30	Nach Partnerverlust, Junggesellen.
Lycopodium D 30	Reizbarkeit, Leberleiden.
Naja trip. D 12, D 30	Präkordialangst.
Natrium sulf. D 12	Metabolische Störungen, Leberaffektionen.
Nux vomica D 12, D 30	Pfortaderstauung.

3.1.5 Depression im Alter

Alumina D 30	Trockenheit.
Ambra D 4	Affektlabilität.
Argentum nitr. D 12, D 30	Haut-Schleimhautgrenzen, Diarrhöe, Ängstlichkeit.
Arsenicum alb. D 30	Nachtverschlechterung, Brennen, Unruhe.
Aurum D 30	Kardiovaskuläre Störungen, kongestiv, Hypertonus.
Calcium carb. D 30, D 200	Lymphatismus, Obstipation.
Carbo veg. D 12, D 30	Venosität, Kälte, Meteorismus.
Causticum D 30	Harninkontinenz, Feuchtigkeitsbesserung.
Chamomilla D 30	Ängstliche Unruhe.
Chelidonium D 12, D 30	Folgen von langen Nachtwachen, Nervosität.
Conium D 30	Folgen von Partnerverlust, langdauernde sexuelle Enthaltsamkeit.
Lachesis D 12, D 30	Kongestiv, erregbar, Eifersuchtstendenzen.
Natr. chlor. D 30, D 200	Hypophysäre Insuffizienz, Obstipation.
Natrium sulfuricum D 30	Selbstmordtendenzen.
Stramonium D 30	Schizoide Inhalte.

Sulfur D 30, D 200	Folge von Unterdrückung, Plethora.
Zincum D 30, D 200	Geistig-seelische Symptomatik, nach Unterdrückung.

3.2 Asthenische, hypochondrische Persönlichkeit

Mangelndes Ich-Bewußtsein, furchtsam, verweichlicht, rasches Versagen bei Anforderung, stets besorgt um sich und die Zukunft, hypochondrisch.

Alumina D 12, D 30

Personotropie: Eingeschränktes geistiges und seelisches Leistungs- und Erlebnisvermögen.
Trockenheit, Magerkeit, Schwäche. Vergeßlichkeit.
Funktiotropie: Haut und Schleimhaut kalt und trocken.
Schwindel wie betrunken, besonders beim Augenschließen.
Spinnwebengefühl im Gesicht, Kribbeln und Ameisenlaufen,
Taubheit, Band- und Gürtelgefühl, Schwäche und Lähmung, Verstopfung.
Modalitäten: Unverträglichkeit von Kartoffeln.

Calcium carbonicum D 30, D 200

Personotropie: Lymphatische Diathese; müde, lähmig, steif, erschöpft, unsicher, nervös, erregt und ängstlich, Angst vor Prüfungen, vor Aufregungen.
Funktiotropie: Blähungen, Aufstoßen, Durchfall nach Trinken und Gemütserregungen. Herzklopfen.
Saure Stühle und Schweiße.
Modalitäten: Kälte und Feuchtigkeitsverschlechterung.

Calcium phosphoricum D 30, D 200

Personotropie: Frostige, erkältliche, appetitlose, leistungsschwache Menschen, Schulkopfschmerz und Schulschwierigkeiten, großer Kopf, dünner Hals.
Mittel für Kinder und Jugendliche.
Funktiotropie: Langsames Zahnen, Laufen und Sprechen.
Modalitäten: Verlangen nach Speck und Unverdaulichem, Saurem und Pikantem.

Jodum D 30

Personotropie: Hagere, schwache, hitzige, heißhungrige Hyperthyreotiker, ängstliche Unruhe, nervös, gereizt.

Funktiotropie: Verlangen nach großen Mengen Essen und Trinken, trotzdem Abmagerung, wärme- und berührungsempfindlich, berstende Kopfschmerzen, katarrhalische Entzündungen, Herzklopfen, Lymphdrüsenschwellungen, Struma.

Modalitäten: Kälte- und Bewegungsbesserung.

Lycopodium D 12, D 30, D 200

Personotropie: Zornig, egoistisch, ängstlich, groß, abgemagert, alt und elend aussehend, verträgt keinen Widerspruch, verzagt und traurig, apathisch, verstimmt und menschenscheu, Furcht vor dem Alleinsein.

Funktiotropie: Leber-Pfortadersystem, Steindiathese, Neigung zu chronischen Entzündungen und Eiterungen.

Modalitäten: Verschlechterung: 16–18 Uhr.

Magnesium carbonicum D 12, D 30, D 200

Personotropie: Hochgeschossene, überempfindliche und gereizte Astheniker.

Funktiotropie: Sodbrennen, Obstipation, Leberbeschwerden, Krämpfe, Neuralgien.

Modalitäten: Schlechter in Ruhe, muß aufstehen und herumgehen, besser durch Wärme und Bewegung.

Mercurius solubilis D 12, D 30

Personotropie: Gedächtnisschwäche, Unruhe, Aufregung, Ängstlichkeit, voller Befürchtungen, auch reizbar, zornig, Schlaflosigkeit.

Funktiotropie: Tendenz zu chronisch entzündlichen Prozessen mit reaktiver Drüsenaffektion, Nekrosen, Karies.
Profuse Nachtschweiße, nächtliche Unruhe, Speichelfluß.

Modalitäten: Nachtverschlechterung.

Nux vomica D 12, D 30, D 200

Personotropie: Gereizt, ärgerlich, hypochondrisch, keinen Widerstand duldend. Arbeitsunlust, maßlos, schläfrig nach dem Essen.

Funktiotropie: Nach Reizmittelabusus, chronische Gastritis, Ulkusdiathese, spastische Obstipation, Hämorrhoiden.

Modalitäten: Verschlimmerung morgens und nach dem Essen, besser in Ruhe.

Phosphorus D 30, D 200

Personotropie: Äußerst empfindlich, rasch begeistert, aber auch bald wieder abgeflaut.
Geistige und körperliche Unruhe, Verlangen nach Gesellschaft. Angst vor dem Alleinsein.
Überempfindlich auf äußere Eindrücke.

Funktiotropie: Fröstelig, Hitze in der Brust, vor allem abends.
Starker Durst nach kalten Getränken.
Verlangen nach stark gewürzten Speisen.
Allgemeine Schwäche, Neigung zu Durchfall, welcher schwächt.
Kleine Wunden bluten stark.

Modalitäten: Verschlechterung durch geistige und körperliche Anstrengung, Dämmerung, warme Speisen und Getränke, Wetterwechsel, während Gewitter.

Sepia D 30, D 200

Personotropie: Indifferenz gegen Familienangehörige, Abneigung gegen gewohnte Arbeit. Leicht beleidigt.
Fürchtet das Alleinsein, weinerlich, ängstlich.
Gelbliche Gesichtsfarbe, gelber Sattel auf der Nasenwurzel und den Wangen.
Eher zarte, dunkle Konstitution.

Funktiotropie: Gefühl von Leere und Schwäche in der Magengegend. Empfindung, als ob alle Organe des Leibes herabsinken würden.
Übelkeit am Morgen früh und durch Speisegeruch.
Kopfweh an Tagen der Ruhe.
Bei Schnupfen grünlicher Ausfluß. Urin zeigt

	rötliches Sediment. Sehr fröstelig, besonders kalte Füße beim Zubettgehen. Girlandenförmige Ekzeme in den Gelenkbeugen.
Modalitäten:	Verschlimmerung morgens und abends, feuchtes Wetter, kalte Luft, vor Gewittern, durch Milch und Fett. Besserung durch körperliche Bewegung, Wärme, nach Schlaf. Verlangen nach Saurem und Gewürztem.

Silicea D 30, D 200

Personotropie:	Geistige Schwäche, Schulschwierigkeiten, überempfindlich, zugempfindlich, alt aussehende und erschöpfte Person.
Funktiotropie:	Trockenheit und Obstipation, Veneninsuffizienz, Hämorrhoiden, multiple Drüsenschwellungen, Struma. Infektanfälligkeit, Eiterungsneigung, Fistelbildung, nächtliche Schweiße.
Modalitäten:	Kälteverschlechterung, Wärme- und Ruhebesserung.

Stannum D 30, D 200

Personotropie:	Depressive Grundstimmung mit Mutlosigkeit, Angst, Scheu vor Begegnung mit Menschen, wortkarg, verschlossen, überfordert.
Funktiotropie:	Ausgeprägte Schwäche mit Zittern bei geringer Anstrengung, Affinität zum bronchopneumonalen System mit schleimig-eitrigem Auswurf, heftigem Husten, Nachtschweiße.
Modalitäten:	Verschlimmerung durch Anstrengung, Sprechen, Rechtsseitenlage. Besserung durch Druck, Bewegung. Beschwerden „steigen und fallen mit der Sonne".

Staphisagria D 12, D 30, D 200

Personotropie:	Heftiges Temperament. Sehr empfindlich auf das, was andere über ihn sagen und denken, ärgerlich, entrüstet. Sexualhypochonder.

Funktiotropie:	Neigung zu Hordeolum und Chalazion. Zähne mit schwarzem Belag, vorzeitige Karies. Neigung zu Nasenkatarrhen. Ekzeme am behaarten Kopf, trocken, juckend. Nachtschweiße.
Modalitäten:	Folgen von Ärger. Besserung durch Wärme und Ruhe.

3.3 Hyperthyme Persönlichkeit

Menschen mit euphorischer Grundstimmung, überschäumendem Temperament, planloser Betriebsamkeit und übermäßigem Optimismus.
Draufgängertum, Streitsucht, Hochstapelei, Rücksichtslosigkeit.

Acidum hydrofluoricum D 12, D 30
Gehobene Stimmung, Fröhlichkeit, Schwäche, Schläfrigkeit und Müdigkeit. Tonikum.

Cannabis D 12, D 30
Wohlbefinden, sehr erregt, angenehme Ekstasen und Delirien, Gefühl wie berauscht, Halluzinationen, zeitliche und örtliche Desorientierung.

Coffea D 4, D 12
Gehobene Stimmung, geistreiche Ideen, gesprächig. Leichte Auffassungsgabe, Geschwätzigkeit, später Herzklopfen, Durchfall, Schlaflosigkeit.

Coca D 4
Körperliche und geistige Leistungssteigerung, Rekonvaleszentenmittel bei Anämie und Folge nach schweren Darmkrankheiten.

Hyoscyamus D 6, D 12, D 30
Erregt, geschwätzig, launisch, unmotiviertes Lachen und Singen.
Exhibitionistische Tendenz.
Kindisches Benehmen, Grimassieren.

Lachesis D 12, D 30
Froh, heiter, geschwätzig, überempfindlich, berührungs- und druckempfindlich. Schweißausbrüche, Hitzewallungen, Mittel fürs Klimakterium.

Platinum D 30
Selbstüberheblichkeit.

3.4 Stimmungslabile Persönlichkeit

Unmotivierte, unberechenbare, plötzliche Stimmungsschwankungen, launisch, unausgeglichen.
Anfällig für Suchten.

Bryonia D 12, D 30
Kongestiver Typus mit raschem Umschlag der Stimmung zu Ärger, Reizbarkeit, zornig und weinerlich zugleich. Provoziert durch Widerspruch. Akute, entzündliche Affektionen des rheumatischen Formenkreises mit Betonung seröser Häute.
Besserung durch Druck, Ruhe, Kühle.

Chamomilla D 12, D 30, D 200
Launenhaftigkeit, große Unruhe, Trotzigkeit, Eigensinn, Reizbarkeit. Überempfindlichkeit des Nervensystems mit besonders ausgeprägter Schmerzempfindlichkeit.
Auslösen nervöser Symptome (Krämpfe, Diarrhöe, Nabelkoliken), durch Kränkung, Verdruß, Weinen.
Mittel für Kinder (Zahnungsbeschwerden) und alte Leute (Diarrhöe).

Crocus sativus D 4, D 12
Rascher Wechsel von extremer Stimmungslage, von großer Traurigkeit, Weinerlichkeit zu Ausgelassenheit, Heiterkeit, Derbheit.
Vikariierende Blutungen, Hohlorganspasmen.

Ignatia D 12, D 30, D 200
Ausgesprochen labiles seelisches Gleichgewicht mit typischem Wechsel der Stimmung, von stillem Kummer zu erregter Heiterkeit, Ausgelassenheit, Clownerie.
Unberechenbares, unüberlegtes Handeln. Krämpfe bei seelischer Erregung, Zornesausbruch bei Widerspruch,
Globusgefühl im Hals, Weinkrämpfe, Kitzelhusten.
Ulkusdiathese (Essensbesserung), Migräne, Neuralgien.

Nux moschata D 12, D 30
Rascher Stimmungswechsel zwischen Weinerlichkeit und hysteroiden Reaktionen.
Schwäche, Gedächtnisverlust, Folgen von Gemütserregung.
Oberbauch-Meteorismus, Trockenheit von Haut und Schleimhäuten.

Pulsatilla D 12, D 30, D 200
Stimmungsschwanken von „himmelhoch jauchzend" hin zu „Tode betrübt" bei leicht kränkbaren, weinerlichen, empfindsamen, trostbedürftigen Personen.
Frauenmittel (Oligo-Hypomenorrhöe), Venosität, Fettunverträglichkeit.

Staphisagria D 12, D 30
Wechselhafte Stimmungslage zwischen Ärger, Zorn, Erregung und Lebendigkeit, Launenhaftigkeit und Heiterkeit.
Umschlag bei Ärger durch sexuelle Frustration.

Tuberculinum D 200
Als Konstitutionsmittel bei tuberkulinischer Diathese bei labilen, schwächlichen Personen.

Zincum metallicum D 12, D 30, D 200
Mürrisch, schweigsam, bedrückt, bei allgemeiner Nervosität mit Wechsel zu Reizbarkeit, Zorn, Zittern.
Unterdrückungsphänomen im Zentralnervensystem.
Unruhe der Beine, Neuralgien.

3.5 Explosive Persönlichkeit

Leicht erregbar, reizbar, jähzornig, neigt zu Kurzschlußhandlungen.
Besondere Bereitschaft zur Entladung der Gemütserregung nach außen.

Anacardium D 12, D 30
Zornig, streitsüchtig, tobsüchtig, aber auch traurig, deprimiert, furchtsam, feige, grausam.
Mangel an moralischem Empfinden.
Schizoide Symptomatik mit religiösen Inhalten.

Bryonia D 12, D 30
Ärgerlich, reizbar, mißlaunig, unruhig, explosibel.
Trockenheit, stechende Schmerzen,
Bewegungsverschlechterung.

Chamomilla D 30
Überempfindlichkeit gegen Schmerzen,
störrisch, trotzig, zornig; das Kind weiß nicht, was es will.
Zahnschmerzen, Magenkrämpfe.
Eine Wange rot, die andere blaß.
Durchfallneigung bei Aufregung, Ärger, Schreck und Unterkühlung.

Colocynthis D 30
Reizbar, ärgerlich, verdrossen, mürrisch und ungeduldig, überempfindlich.
Koliken von Hohlorganen, Ischiasneuralgie.
Besserung durch Wärme und Krümmen.

Luesinum D 200
Überempfindlichkeit, Gereiztheit, Zorn, unberechenbar.
Zwangsneurosen, Psychosen.
Nachtverschlechterung.

Stramonium D 30, D 200
Zornig, erregbar, unkontrollierte Äußerungen, Halluzinationen, Angst.
Kongestive Hyperämie des Gehirns.
Unterdrückungsmittel.
Nachtverschlechterung.

3.6 Gemütsarme Persönlichkeit

Ethischer Mangel, ohne Fähigkeit zu lieben, zu schenken, Rücksicht zu nehmen, ohne Ehrgefühl, Reue und Gewissen.
Dazu gehören Verbrecher, Ellenbogenmenschen, Emporkömmlinge.

Alumina D 30
Geistige, seelische und körperliche Schwäche und Stumpfheit, passiv, langsam, träge.
Trockenheit von Haut und Schleimhäuten,
Obstipation, Kälteverschlechterung.
Spinnwebengefühl im Gesicht.
Genuß von Kartoffeln verschlechtert.

Cicuta virosa D 12, D 30
Mißtrauen, Pessimismus, meidet die Gesellschaft, Selbstüberschätzung.
Nervöse Störungen mit krampfartigen Zuckungen, Absencen, Tics.
Pustulöse Hauterscheinungen, Kältegefühl.

Mercurius solubilis D 30
Hastig, unruhig, ängstlich, affektlabil, nachlassendes Denk- und Konzentrationsvermögen.
Profuse Schweiße, penetranter Körpergeruch.
Ulzerative Haut- und Schleimhautdefekte.
Nachtverschlechterung.

Natrium chloratum D 30, D 200
Einschränkung der Zuwendungsfähigkeit, Ablehnung gesellschaftlicher Bindungen. Distanzierungstendenz.
Ablehnung von Anteilnahme und gutem Zuspruch.
Endokrine Insuffizienz, Trockenheit von Haut und Schleimhäuten, Obstipation.

Platinum D 30
Gemütsarmut besonders bei überheblichen Personen, Mangel an Liebesfähigkeit.
Rascher Wechsel geistiger und körperlicher Symptomatik.
Parästhesien mit Kälteempfindung.
Überempfindlichkeit der Sexualorgane.
Tetanoide Krampfzustände bei hysterischen Frauen.

Sepia D 30, D 200
Affektive Indifferenz, Distanz selbst gegenüber engen Verwandten, Familienangehörigen.
Endokrine Insuffizienz der Sexualhormone mit Regelanomalien.
Schwäche des lymphatischen und venösen Systems, Senkungsbeschwerden.

3.7 Geltungssüchtige, hysterische Persönlichkeit
(nach ZWEIG: „Hysterie")

Fehlen eines echten Persönlichkeitskerns, Schein, Eitelkeit, Vortäuschung nicht vorhandener positiver Eigenschaften, oft gemütsarm, selbstsüchtig, verlogen, rücksichtslos und überaus empfindlich gegen jede Kritik.

Aquilegia D 4
Klavus und Globus mit reichlichem Erbrechen, Schlaflosigkeit, Zittern und dumpfem Schmerz in der Ovarialgegend.

Asa foetida D 4, D 12
Globus, Schlundkrampf, auch allgemeine Krämpfe, starke Auftreibung im Magen und Darm, mitunter mit übelriechendem oder ranzig schmeckendem Aufstoßen, klavusartigem Scheiteldruck.
Die Stimmung schlägt schnell um.
Unberechenbare körperliche und geistige Tätigkeit.
Häufig sind die Ausscheidungen gestört.

Baptisia D 4
Ösophagus- und Kardiaspasmen.

Castor equi D 4
Ein nervöses Schwächemittel, besonders nach erschöpfenden Ursachen.
Geist, Gemüt und Körpernerven sind betroffen.

Chamomilla D 4, D 30
Die Stimmung ist stark gereizt, ärgerlich, zornig, die Reaktion auf Ereignisse körperlicher oder seelischer Art krankhaft verstärkt.
Es besteht Neigung zu Zuckungen und Krämpfen mit nachheriger Lähmigkeit oder Taubheit.
Die weiblichen Generationsphasen, besonders Schwangerschaft und Wochenbett, sind ein besonderer Hinweis auf das Mittel, das aber auch für Kinder gut paßt.

Cimicifuga racemosa D 4
Ist wertvoll wegen seiner Fülle charakteristischer nervöser Symptome: zersprengender Scheitelkopfschmerz, Schlaflosigkeit, große Unruhe, häufiger Wechsel der Stimmung und der körper-

lichen Symptome, deprimierte oder ängstliche Stimmung, Zuckungen und Krämpfe.
Alles steht in Beziehung zu den weiblichen Organen (z. B. Klimakterium) und verschlimmert sich in Abhängigkeit von den Generationsphasen.

Coffea D 10
Große geistige und körperliche Lebhaftigkeit, die zur Schlaflosigkeit u. a. führt.
Klavus.

Crocus sativus D 4
Stimmungsschwankungen.
Starke exaltierte motorische Unruhe, aber auch mehr oder weniger umschriebene Zuckungen einzelner Muskelgruppen bis zur Chorea-Ähnlichkeit.
Die Zirkulation ist erregt (Pulsieren, Wallungen, Gebärmutterblutungen). Charakteristisch ist das Gefühl von etwas Lebendigem im Leib (Pseudogravidität).

Ignatia D 6, D 30, D 200
Deprimiertes, in sich gekehrtes Wesen, das alles sehr schwer nimmt, häufig infolge von frischem Kummer und Enttäuschungen.
Die Stimmung kann aber auch plötzlich und unmotiviert zum Lachen umschlagen und auch mit Krämpfen, exaltiertem Schreien und Dämmerzuständen abwechseln.
Globusgefühl mit Besserung durch Aufstoßen ist ebenso häufig wie Scheiteldruck. Auch lokaler Krampf (Husten, Respirationsmuskeln, Aufstoßen, Magen) ist nicht selten.
Ebenso ist es auch bei Lähmungen angezeigt.

Lachesis D 10, D 30
Steht u. a. in Beziehung zu den Ovarien. Die starke Berührungsempfindlichkeit zeigt sich nicht nur in dieser Gegend, sondern besonders auch am Hals in Form von Erstickungs- oder Globusgefühl.
Es besteht gedankenfluchtartiger Rededrang mit schnellem Wechsel des Themas.
Außer den Blutverteilungsstörungen, die zu Kopfschmerz, Herzbeklemmung usw. führen, ist die Verschlimmerung nach Schlaf charakteristisch.

Mephitis putorius D 4, D 12
Erschöpfungsmittel bei nervöser Erregung bis zu Krämpfen. Geschwätzigkeit, Kopfdruck und unruhiger Schlaf.

Moschus D 4, D 12
Die vasomotorischen Störungen (Schwindel, Kältegefühl im Körper, blasses Gesicht, Ohnmacht, Herzklopfen) überwiegen.
Daneben besteht große nervöse Schwäche, die sich oft in kraftloser und zielloser Geschäftigkeit kundgibt.
Allgemeine Krampfanfälle mit Bewußtlosigkeit treten neben lokalen Spasmen im Kehlkopf, Atmungsmuskeln und Därmen auf.
Es kann auch zu Dämmerzuständen oder zu lauten Delirien kommen.
Auch Lach- und Weinkrämpfe gehören zu dem Mittel.
Die Libido ist gesteigert.

Nux moschata D 4, D 12
Schwäche nicht nur geistig hinsichtlich der Auffassung und der Stabilität der Stimmung, sondern auch Unklarheit mit unangebrachtem Lachen.
Es entsteht leicht Ohnmacht, weiterhin auch starke Auftreibung unmmittelbar nach leichter Speise.
Obstipation infolge von Darmlähmung. Außerdem können auch tonisch-klonische lokale oder allgemeine Krämpfe eintreten.
Charakteristisch ist starkes Trockenheitsgefühl im Mund.
Oft reflektorische Symptome von den weiblichen Geschlechtsorganen.

Platinum D 30
Wechselnde, vorwiegend aber hochmütig überhebliche Stimmungen.
Kongestion zum Kopf, Herz und den weiblichen Unterleibsorganen mit häufiger starker Menstruation sowie deutlich gesteigertem, meist aber unbefriedigtem sexuellem Verlangen.

Scutellaria D 4
Psychisch furchtsame Erregung und Gereiztheit, unruhiger Schlaf, Verwirrtheit. Kopfdruck bis zur Migräne, viel Aufstoßen, Schlucken, Würgen, Auftreibung der Därme, Brustbeklemmung. Zittrigkeit und Zucken bis zu Reflexkrämpfen.

Valeriana D 4, D 12, D 30
Kopfschmerz selbst bei der geringsten Anstrengung, Mattigkeit, Schwäche, Ohnmacht. Bange, verzweifelte Stimmungslage.
Vasomotorische Störungen in Form von Wallungen, besonders abends, die vom Leib nach der Brust aufsteigen und zur Beklemmung führen, sind ebenso häufig als Speichelfluß und Übelkeit bis zum Erbrechen.
Die Erregtheit kann sich bis zu Krampfanfällen steigern oder auch nur bis zu blitzartig den Körper durchzuckenden Schmerzen.

3.8 Selbstunsichere Persönlichkeit

Zu Zwangsphänomenen neigende Menschen, innerlich unsicher, ängstlich, depressiv, außerdem sehr gewissenhaft, pedantisch, humorlos. Schüchtern.

Arsenicum album D 30, D 200

Personotropie:	Asthenischer, lebhafter Typus mit ausgeprägter zwanghafter Persönlichkeit und besonderer Empfindlichkeit gegen Unordnung bis hin zu Pedanterie. Angst, körperliche und geistige Unruhe, besonders nachts, große Erschöpfung.
Funktiotropie:	Vikariierende Erkrankungsformen aller drei Keimblätter, brennende Schmerzempfindungen, Durst, Schwäche, Frieren.
Modalitäten:	Wärmebesserung. Nachtverschlechterung.

Argentum nitricum D 12, D 30

Personotropie:	Intellektueller Neurastheniker mit Unsicherheitsgefühlen und Ängsten (Platzangst) sowie besonders Lampenfieber, Nervosität.
Funktiotropie:	Hyperazide Beschwerden des oberen Verdauungstraktes. Enteropathien mit nervösen Diarrhöen. Tachykarde Herzrhythmusstörungen und Vasolabilität. Entzündliche Affektionen von Haut- und Schleimhautgrenzen (Splitterschmerz).
Modalitäten:	Folgen von Angst- und Schreckerlebnissen, Diarrhöe bei seelischer Erregung. Süßigkeitenunverträglichkeit.

Barium carbonicum D 30

Personotropie:	Selbstunsichere, retardierte Persönlichkeit auf dem Boden von geistig-seelischen und körperlichen Entwicklungsstörungen.
Funktiotropie:	Proliferative und sklerosierende Formen des Lymphatismus.

Modalitäten:	Wärmebesserung. Nässe und Kälte verschlechern.

Natrium chloratum D 30, D 200

Personotropie:	Selbstunsicherheit in Gegenwart anderer, in Gesellschaft. Tendenz, sich zu isolieren. Folgen von Kummer, Verlust.
Funktiotropie:	Inkretorische Wirksamkeit, allgemeine Schwäche, Kopfschmerzen, Anämie. Chronische Katarrhe bei Trockenheit der Schleimhäute. Seborrhoisches Ekzem, Obstipation.
Modalitäten:	Salzverlangen, 11-Uhr-Schwäche. Verschlechterung durch Anstrengungen, durch Kälte und Sonne.

Staphisagria D 12, D 30, D 200

Personotropie:	Leicht reizbare, beleidigte und frustrierte, mißmutige Personen mit zwanghaftem sexuellem Verhalten.
Funktiotropie:	Übererregbarkeit des neurovegetativen Systems.
Modalitäten:	Verschlechterung durch Reizmittelabusus, durch Ärger und am Morgen. Besserung durch Ruhe.

3.9 Wahnhafte, fanatische Persönlichkeit

Verbohrt, verrannt. Menschen, die von einer wirklichen oder vermeintlichen Idee oder einem Prinzip besessen sind und diese um jeden Preis durchsetzen wollen.
Querulanten, Sektierer, auch sozial und geistig hochstehende Forscher.

Anacardium D 12, D 30

Personotropie:	Gewalttätiger Charakter mit Tendenz zur Grausamkeit. Reizbar, bösartig, widerspruchsvoll, angsthaft, unentschlossen, launisch. Fluchen, schwören, Frustrationsfolgen.
Funktiotropie:	Ulcera duodeni, Bläschendermatitis. Psychotische Zustände mit paranoider Symptomatik.
Modalitäten:	Verschlechterung morgens, durch geistige und körperliche Anstrengung. Essensbesserung (Ulcus duodeni).

Arsenicum album D 30

Personotropie:	Zwanghafter Ordnungsdrang. Geistige und körperliche Unruhe bei reizbaren, empfindlichen, asthenischen, angsthaften, argwöhnischen Personen.
Modalitäten:	Wärmebesserung. Nachtverschlechterung.

Hyoscyamus D 12, D 30

Personotropie:	Zentralnervöse Erregungszustände, gespannt, gereizt, schwatzhaft, Phantasien mit erotischen Inhalten.
Funktiotropie:	Schlaflosigkeit, halluzinatorische, manische Episoden. Tonuserhöhung der glatten Muskulatur des oberen Verdauungstraktes und des Bronchialsystems.
Modalitäten:	Nachtverschlechterung.

Lachesis D 12, D 30

Personotropie:	Kongestiv, exaltiert, erregt, aggressiv.

	Folgen erotischer Frustration, besonders bei klimakterischen Störungen, Tendenz zu Eifersucht.
Funktiotropie:	Entzündliche, abszedierende, septische Prozesse, besonders im Bereich der venösen Strombahn. Tachykarde Rhythmusstörungen mit Angst, klimakterisches Syndrom, Linksseitigkeit. Folgen durch Unterdrückung von Absonderungen (Schweiß, Menses).
Modalitäten:	Schlafverschlechterung, Hitze und Feuchtigkeit verschlechtern. Berührungsempfindlichkeit (Halsbereich). Besserung durch Bewegung.

Lycopodium D 12, D 30, D 200

Personotropie:	Cholerisch, hypochondrisch, depressiv. Geistige Unruhe bei Mangel an Selbstvertrauen, Gereiztheit, Nervosität, Empfindlichkeit, Erregbarkeit.
Funktiotropie:	Rechtsseitigkeit bei Symptomen von seiten des Leber-Pfortadersystems. Abmagerung des Oberkörpers, Magerkeit, Heißhunger bei Sättigungsgefühl nach wenigen Bissen. Obstipation, Steindiathese. Hepato-renales Syndrom. Impotenz.
Modalitäten:	Verschlechterung: 16 bis 20 Uhr.

Stramonium D 30, D 200

Personotropie:	Intellektuelle Personen, geistig-seelische Erregungszustände, manisch, geschwätzig, hyperaktiv, unmotivierte Gefühlsäußerungen. Fanatismus in religiösen Bereichen.
Funktiotropie:	Zerebrale Kongestionen mit hyperaktiven Funktionsstörungen, wie Halluzinationen, Erregungszustände, Delirien, Angst.
Modalitäten:	Nachtverschlechterung.

Sulfur D 30, D 200

Personotropie:	Neigung zu philosophischem und religiösem Sektierertum bei eigenbrödlerischen, unordentlichen, schlampigen Personen.
Funktiotropie:	Schwefelstoffwechsel, Lymphatismus. Leber-Pfortadersystem. Ekzematöse Hauterscheinungen mit Brennen, Rötung. Unterdrückungsmittel.
Modalitäten:	Schwächezustände gegen 11 Uhr, 17 Uhr mit Essensbesserung. Verschlechterung durch Wärme und Feuchtigkeit.

3.10 Willensschwache Persönlichkeit

Haltlos, unzuverlässig, Widerstandslosigkeit gegenüber allen Einflüssen, leicht bestimm- und verführbar.
Neigung zu Sucht und Verwahrlosung.

Acidum phosphoricum D 12, D 30
Schwächemittel bei gleichgültigen, teilnahmslosen, geistig und körperlich trägen Lymphatikern.
Apathischer Zustand bei zu großen seelischen Belastungen (z. B. Liebeskummer)

Barium carbonicum D 30, D 200
Willensschwäche bei geistig-körperlicher Entwicklungsstörung.
Lymphatismus.

Calcium carbonicum D 30, D 200
Unbeholfen, schwach, widerstandslos.
Dysplastischer Habitus,
exsudative Diathese.
Calciumverwertungsstörungen.

Pulsatilla D 12, D 30, D 200
Schüchtern, still, nachgiebig, leicht beeinflußbar.
Verlangen nach Trost und Zuwendung.
Frauenmittel, Venosität, hormonelle Insuffizienz, dicke Schleimhautkatarrhe.

Silicea D 12, D 30, D 200
Mangel an Selbstvertrauen, ängstlich nervös, empfindlich auf äußere Eindrücke.
Frostigkeit, Schweiße, Tendenz zu chronisch entzündlichen Prozessen (Ulzera-Fisteln).

4. Abnorme Erlebnisreaktionen

Abnorme seelische Reaktionen auf Erlebnisse sind solche, die hinsichtlich ihrer Art, Schwere oder Dauer von der Norm abweichen. Zeitlicher, ursächlicher, einfühlbarer Zusammenhang mit dem auslösenden Erlebnis, in ihrem Verlauf von diesem abhängig und psychotherapeutisch beeinflußbar.

Wichtig für die anamnestische Beurteilung ist die stumme Zone in der zeitlichen Lücke zwischen Ereignis und Ausbruch der Erkrankung.

Die Biologen sprechen auch von der vulnerablen Phase, die vor einer evolutionären Wandlung abläuft und mit einer stummen Adaptationsphase erklärt wird. Ähnliches gilt hier, wo man annehmen darf, daß die Kräfte der psychischen und biologischen Bewältigung eines solchen Ereignisses in Gang kommen und erst dann ein Krankheitsgeschehen einleiten, wenn die Bewältigung mißlingt.

Während die Zielsetzung der Lebensereignisforschung praktische Folgerungen zieht, wie etwa Anwendung von Maßnahmen zur Krisenintervention, problemorientierte Gespräche, Aktivierung von Unterstützungssystemen, wie Familie, Sozialhilfen und Beratungsstellen, und den Patienten hinlenken auf eine erhöhte Symptomenaufmerksamkeit und die Beachtung der vulnerablen Phase, so wird es in der Homöopathie einfacher sein, da entsprechende Mittel zur Verfügung stehen, den Bewältigungsverlust abzubauen, wie etwa Ignatia, Lachesis, Natrium chloratum, Staphisagria, Pulsatilla und Aurum, um nur wenige der probaten Mittel zu nennen.

Daneben ist eine Reihe von Unterdrückungsmitteln bei entstehenden Angstsyndromen wesentlich, wie etwa Arsenicum album, Cimicifuga, Sulfur, Platinum, Opium und Nux vomica. Schließlich ist vom Einsatz der Psoramittel eine Konstitution zu kräftigen, die ein Lebensereignis zu bewältigen imstande ist.
Man denke an Psorinum, Tuberculinum und Medorrhinum, neben Thuja, Causticum etc.

Hierfür eine geeignete Prophylaxe nach einem Objektverlust oder Lebensereignis zu finden, ist bei der Vielzahl von Zugangsmöglichkeiten der Homöopathie nicht unmöglich.

(Zitiert nach „Lebenskrisen und ihre homöopathische Behandlung", unveröffentlichtes Referat von Chefarzt Dr. med. Walther Zimmermann, 1980.)

4.1 Abnorme Eifersuchtsreaktion

Apis D 12, D 30

Personotropie: Geistige und körperliche Unruhe, auch lustlos, schläfrig, apathisch, indifferent, weinerliche Stimmung abwechselnd mit Wutanfällen, Konzentrationsmangel.
Meist blasser Habitus, bevorzugt ältere Frauen, Witwen.

Funktiotropie: Akute Entzündungen, Neigung zu Schwellungen und Ödemen, Rechtsseitigkeit, Durstlosigkeit, große Berührungsempfindlichkeit. Empfindung von Zusammenschnürung, besonders in der Brust.

Modalitäten: Verschlechterung durch Hitze in jeder Form, Kleiderdruck, warme, geschlossene Räume, nach Schlaf.
Besserung durch Kälte, frische Luft, kalte Bäder, kalte Auflagen.

Hyoscyamus D 6, D 12, D 30

Personotropie: Eifersucht aus unbegründetem Mißtrauen, Rachsucht.
Bezug meist auf einen Menschen des anderen Geschlechts.
Sexuell gefärbte Phantasien.
Kindische, läppische Verhaltensweisen.

Funktiotropie: Zentrale Erregung, Hohlorganspastik, Schwatzhaftigkeit.

Modalitäten: Nachtverschlechterung.
Plötzliches Auftreten von Symptomen.

Ignatia D 200

Personotropie: Eifersucht bei unerwiderten Neigungen.
Nervöse, hysteroide Erregungszustände mit spontanem Wechsel der Stimmung.
Krampfzustände bei seelischer Erregung, Globusgefühl, nervöses Hüsteln.
Folge von Schreck, Ärger, Kummer.

Funktiotropie: Allgemeine psychische und physische Überempfindlichkeit.

	Ulkusdiathese (Essensbesserung).
	Spastische Beschwerden bei neurasthenischen, hysteroiden Personen.
	Migräne, Ischialgie.
Modalitäten:	Verschlechterung durch Reizmittel, Berührung, morgens, Aufregungen.
	Besserung durch Wärme, Druck, Bewegung.

Lachesis D 12, D 30

Personotropie:	Eifersucht bei Unterbrechung einer libidinösen Beziehung, Folge erotischer Frustration.
	Immer gegengeschlechtlich.
	Erregbare, exaltierte, erethische Personen.
	Unaufhörliche Geschwätzigkeit.
	Klimakterische Beschwerden.
Funktiotropie:	Entzündliche bis septische Prozesse (Thrombophlebitiden, Anginen, Abszesse).
	Linksseitigkeit.
	Klimakterische Beschwerden.
Modalitäten:	Besserung durch Exkretion, Kälte, Bewegung.
	Verschlechterung durch Hitze, durch Schlaf, durch Unterdrückung von Körperausscheidungen (z. B. Hysterektomie, Schweiß, Hämorrhoidalblutung usw.).

Pulsatilla D 12, D 30

Personotropie:	Eifersucht bei Enttäuschung.
	Meist bei empfindlichem, weichem, nachgiebigem, labilem, launenhaftem Habitus. „Tränenreichstes Mittel."
	Frauenmittel (blond, blauäugig).
Funktiotropie:	Herabgesetzter Gewebstonus.
	Hypo- und Oligomenorrhöe.
	Prämenstruelles, depressives Syndrom.
	Milde, dicke Exkretionen, Tendenz zu Diarrhöe.
	Durstlosigkeit. Fettabneigung bei biliärer und gastrischer Belastung.
	Linksseitigkeit, venöse Durchblutungsstörungen.

Modalitäten: Verschlechterung durch Wärme, Ruhe, morgens, durch fette Speisen.
Besserung an frischer Luft, bei Bewegung.

Stramonium D 12, D 30, D 200

Personotropie: Eifersucht bei erregten, deliranten, manischen Zuständen.
Geschwätzigkeit; unmotiviertes, ungeordnetes Handeln. Tendenz zu Tätlichkeiten.
Angst, Gefühl der Bedrohung, halluzinatorische Wahrnehmungen.

Funktiotropie: Zentrale, motorische und sensorische Erregung.
Choreatische, krampfhafte Bewegungen.
Krämpfe der glatten Muskulatur.
Trockenheit der Schleimhäute.

Modalitäten: Verschlechterung im Dunkeln, beim Alleinsein.
Besserung in Gesellschaft, bei Licht und Wärme.

4.2 Angst-, Schreck- und Furchtreaktionen

4.2.1 Angstreaktion

Gegenstandslose Stimmung, Affekt im Sinne einer Störung des Lebensgefühls auf Grund von Erschütterung durch Umweltvorgänge, wobei die Störreize im Irrationalen liegen.

Blasse, digestive Angst

Arsenicum album D 30	Schwäche, Durst, Brennen, Unruhe, nachts.
Camphora D 4, D 12	Zentralisation, Erregung.
Tabacum D 4, D 12	Vagotropie.
Veratrum album D 12, D 30	Kollaps, Diarrhöe.

Rote, kongestive Angst

Aconitum D 12, D 30	Plötzlichkeit, Nachtverschlechterung. Unruhe, trockene Hitze.
Arg. met. et nitr. D 12, D 30	Tachykardien, Diarrhöe.
Aurum met. D 12, D 30	Hypertonus, Melancholie.
Glonoinum D 12	arterielles System, Nitratkopfschmerz.
Lachesis muta D 12, D 30	Linksseitigkeit, Entzündung.

Ängstlichkeit (Organbeziehungen)

Cactus grandiflorus D 4, D 12	Funktionelle Herzbeschwerden.
Cimicifuga D 12, D 30	Inkretorische Schwäche, neuralgische, rheumatische, klimakterische Beschwerden.
Oleander D 4, D 12	Nervosität, nässende Ekzeme.
Spigelia D 4, D 12, D 30	Linksseitige Neuralgien.
Strophanthus D 4, D 12	Nervöse Herzstörungen.

4.2.2 Schreckreaktion

Kongestive Äußerung

Acidum phos. D 12, D 30	Schwäche.
Aconitum D 12, D 30	Plötzlichkeit, Unruhe, Nachtverschlechterung, trockene Hitze.
Arnica D 4, D 12, D 30	Arteriell-venöses System,

Opium D 12, D 30
Platinum D 12, D 30

Unruhe, Zerschlagenheit.
Stupor, Schweiße, Obstipation.
Frauen, überheblich.

Digestive Äußerung

Ignatia D 12, D 30, D 200 Ulkusdiathese.
Lycopodium D 12, D 30, D 200 Leber-Pfortadersystem, Steindiathese.
Natrium chloratum D 30, D 200 Hypophysäre Insuffizienz.
Silicea D 12, D 30, D 200 Obstipation, Schweiße.

4.2.3 Furchtreaktion

Gerichteter Affekt, die Störreize liegen im Rationalen.

Furcht mit kongestivem Charakter

Belladonna D 12, D 30	Zentrale Erregung, Rechtsseitigkeit, Nachtverschlechterung.
Calcium phosph. D 12, D 30	Lymphatismus.
Ferrum met. D 12, D 30	Schwäche, Anämie.
Gelsemium D 12, D 30	Schwäche, Parese, Tremor.
Phosphorus D 30	Nervenmittel, Blutungstendenz.
Pulsatilla D 12, D 30	Frauenmittel.
Stramonium D 12, D 30	Psychotische Elemente.

Furcht mit reaktionsarmer Äußerung

China D 12, D 30	Schwäche.
Digitalis D 4, D 12	Vagotropie.
Lycopodium D 30	Leber-Pfortadersystem, Steindiathese.
Natrium chloratum D 30, D 200	Hypophyse - Schilddrüse - Nebenniere, Haut- und Schleimhäute.
Sepia D 30	Endokrine Insuffizienz, Bindegewebsschwäche.
Silicea D 30	Schweiße, Obstipation.

4.2.4 Hauptmittel der abnormen Angst-, Schreck- und Furchtreaktion

Aconitum D 12, D 30
Plötzliche, heftige Prozesse bei kräftigen und vollblütigen Perso-

nen. Kongestion zum Kopf oder zum Herzen durch Ärger, Unruhe, Angst, Todesangst.
Verschlechterung durch Wetterwechsel, Wind, Sturm, Gewitter und Aufregung.
Unterdrückungsmittel.
Argentum nitricum D 12, D 30
Angst infolge von Schreck, Schock mit Kopfschmerz, Schwindel, paroxysmale Tachykardien, Prüfungsangst, Platzangst.
Diarrhöe bei Erregung.
Verlangen nach Süßem bei Unverträglichkeit.
Splitterschmerz.
Arsenicum album D 30, D 200
Angst, Unruhe, Frostigkeit, Pedanterie.
Brennende Empfindungen, großer Durst, allgemeine Schwäche.
Nachtverschlechterung
Calcium carbonicum D 30, D 200
Angst, Ängstlichkeit, Pessimismus, Unbeholfenheit.
Entschlußlos, passiv, mutlos, rasch, erschöpft.
Lymphatische Diathese.
Kälteempfindlichkeit, Obstipation.
Gelsemium D 12, D 30
Folgen von Angst und seelischer Erregung; Schwäche, Paresen, Tremor.
Angst und Schreck mit Herzklopfen, Unruhe, nervöser Erschöpfung. Prüfungsangst.
Natrium chloratum D 30, D 200
Chronischer Kummer, Angstinhalte, meidet die Gesellschaft.
Trost verschlechtert.
Müdigkeit, Abgespanntheit, Schwäche 11 Uhr.
Trockenheit von Haut und Schleimhäuten, Obstipation.
Phosphorus D 30, D 200
Furcht vor allem bei Dunkelheit, Verschlechterung vor Mitternacht.
Schwäche, Hinfälligkeit bei allgemeiner leichter Erregbarkeit.
Zorn, Angst vor jeder geistigen und körperlichen Anstrengung.
Brennende Schmerzen (Hände).
Verlangen nach kalten Getränken.
Ausgeprägte Blutungstendenz.
Veratrum D 30, D 200
Angstzustände in Verbindung mit religiösen Wahninhalten, Verfolgungsideen, Unruhe, Blässe, Erschöpfung, Kollaps.

4.3 Abnorme Erlebnisreaktion bei Heimweh

Aurum D 30
Melancholie, arterielle Kongestion.

Calcium phosphoricum D 30
Geistig-seelische, körperliche Asthenie, neurovegetative Symptomatik, Kopfschmerz bei Erregung, Heimweh.

Capsicum D 12, D 30
Fettsucht, rote Backen, Reizbarkeit, Überempfindlichkeit, untröstlich.
Brennen der Mundschleimhäute, impetigenisiertes Ekzem, retroaurikulär.

Carbo animalis D 12, D 30
Blaß, mager, erschöpft, sucht die Einsamkeit, Ängstlichkeit, Blähungen.
Besserung durch Kälte.

Chamomilla D 30
Bei Kindern, Nabelkoliken, Diarrhöe.

Ignatia D 30, D 200
Kapriziös, hysterisch, wechselhafte Stimmung.
Trägt den Kummer im stillen.
Duodenal-Syndrom.

Mercurius D 30
Angst, Unsicherheit in der Ferne, braucht die familiäre Geborgenheit bei unruhigem, hastigem, impulsivem Wesen.
Lymphatische Diathese, entzündliche Drüsen- und Knochenaffektionen, Nachtschweiße, Salivation, luetisches Terrain.

Pulsatilla D 12, D 30
Tränenreich, äußerst sensibel, wechselnde Laune, verträgt nicht den geringsten Tadel.
Fettintoleranz, Venösität, Oligomenorrhöe.

Staphisagria D 12, D 30
Angst, Überempfindlichkeit, Reizbarkeit, Zornesausbrüche, Hypochondrie.
Trennungsfolgen, sexuelle Frustration.

5. Reaktive Depression
(bearbeitet nach TREVOR SMITH)

5.1 Allgemeine Depression

Acidum nitricum D 12, D 30
Angstbesetzte Depression, Reizbarkeit, Überempfindlichkeit gegen Lärm und Berührung.
Entzündungen mit ulzerosen Defekten an den Orificien sowie an Haut- und Schleimhautgrenzen. Saure Schweiße.
Hydrogenoide Konstitution.

Acidum phosphoricum D 30, D 200
Große geistige und körperliche Erschöpfung.
Mittel für mehr stillen, chronisch depressiven Zustand, chronischer Kummer.
Pubertätsmittel.
Angst vor der Zukunft.

Ambra D 12, D 30
Affektlabilität im Alter auf dem Boden chronischer, degenerativer, sklerotischer Leiden.

Arsenicum album D 30, D 200
Pedanterie, ständige körperliche und geistige Unruhe, Erschöpfung, agitierte Erregung, unruhiger Schlaf, brennende Empfindungen bei schwacher, schmächtiger Konstitution.
Konstitutionsmittel bei epithelialen, mesodermalen und endodermalen Erkrankungen.

Capsicum D 12, D 30, D 200
Person aus Unsicherheit, Empfindlichkeit und depressiver Stimmung.
Vergangenheitsbezogen.
Möchten in jeder Situation woanders sein, neigen zu großem Heimweh und sehnen sich nach familiärer Geborgenheit.
Brennschmerz von Schleimhäuten (Mundhöhle, Analbereich).
Affektionen entzündlicher Natur im Bereich des N.glossopharyngeus und N.trigeminus.
Wirkungsrichtung Lymphatismus, Kiemenbogenderivate.

Lycopodium D 30, D 200
Depression bei Intellektuellen, die allein gelassen sein wollen, aber jemanden im Hause brauchen, sozialer eingestellt als Natrium chloratum.
Kontrollierte Gefühlsäußerungen, Denken, Planen, immer Zukunftssorgen.
Hepatoportales System, Steindiathese.
Verschlechterung 16–18 Uhr.
Obstipationstendenz.

Naja tripudians D 12, D 30, D 200
Große Erschöpfung und Kollaps begleiten den depressiven Zustand in Verbindung mit Angst und Unruhe.
Palpitationen mit Herzschwäche.

Natrium chloratum D 30, D 200
Emotional, angsthaft gefärbte Depression bei reizbaren und abweisenden Personen, mehr pragmatisch, praktisch begabt, weniger intellektuell.
Ablehnung von Trost und Anteilnahme; Drang, mit ihrem Problem alleingelassen zu werden.
Hypophysäre Insuffizienz, 11 Uhr Schwäche, Salzverlangen bei hypotoner Kreislaufregulation, Trockenheit von Haut und Schleimhäuten, Obstipation.

Nux vomica D 12, D 30, D 200
Depression, gefärbt mit Angst, Betroffenheit, Ärger, Reizbarkeit, cholerisch, Unzufriedenheit mit dem Getanen.
Von der Vergangenheit mehr belastet als von der Gegenwart, perfektionistisch, eigensüchtig.
Folgen geistiger Überforderung, Verlangen nach Genußmitteln mit dadurch bewirkter Verschlechterung. Überempfindlichkeit gegen Sinnesreize. Morgenverschlechterung.
Spastische Obstipation.

Platinum D 30, D 200
Überhebliche, hysteroide, stolze, arrogante, leicht verletzliche Personen, häufig auf dem Boden von Minderwertigkeitsgefühlen.
Sehr vergangenheitsbezogen mit inadäquater Überhöhung und Glorifizierung des Vergangenen, daher wenig effektiv in der Gegenwart.

Sepia D 30, D 200
Zunehmende Verschlechterung der Depression im Verlauf eines

Tages mit zunehmender Müdigkeit und Erschöpfung.
Eingeschränkte Zuwendungsfähigkeit gegenüber den Nächsten, den Familienangehörigen.
Niederziehende, nach unten drückende Schmerzen, Obstipation, Prolaps der Eingeweide.
Im Hintergrund sadistische Tendenzen.

5.2 Puerperale Depression

Aconitum D 12, D 30
Angezeigt infolge akuter Angst bei der Entbindung, z. B., daß mit dem Kind etwas nicht stimme o. ä.

Arnica D 12, D 30, D 200
Hauptmittel bei Traumata, Operationen, Blutverlust, verzögerte Entbindung.
Depressionen dieser Art gehen gewöhnlich mit körperlicher Schwäche und geistiger Erschöpfung einher; kurzdauernd.

Cimicifuga D 12, D 30
Nervöser Erschöpfungszustand mit Erregung, Hoffnungslosigkeit und Konfusion.
Puerperale Manie, gefolgt von depressiven Phasen. Dauer bis zu mehreren Wochen. Vielfach nach schwieriger Entbindung.

Ignatia D 30, D 200
Angezeigt bei chronischem Kummer nach seelischem Schock oder Verlust des Kindes.
Auf jeden Fall immer schwerer, depressiver Zustand, Hoffnungslosigkeit, Wirklichkeitsverlust, unfähig, mit dem Ereignis fertig zu werden, besonders in der gegebenen Situation erhöhter Anfälligkeit und Empfindlichkeit. Ebenso dramatische, hysterische Krisen möglich.

Natrium chloratum D 200
Eingeschränkte Fähigkeit sowohl entsprechend empfindsam als auch freudig auf die Geburt zu reagieren.
Kaum mütterliche Gefühle, alles wird automatisch ausgeführt, weint leicht, Minderwertigkeitsgefühl, panische Stimmungen.
Gemeinhin nur kurze Dauer. Während des akuten Zustandes Isolationstendenz, Ablehnung von Trost.

Platinum D 30, D 200
Stolz, Arroganz, Ärger, Gefühl des Verletztseins, häufig paranoide Züge. Aggressive Triebimpulse bei tiefer Depression und Desorientiertheit.

Sepia D 30, D 200
Besonders angezeigt bei schwieriger Entbindung mit ernsthafter Hämorrhagie.
Geistig-seelische Indifferenz, Enttäuschung, Abneigung gegen-

über dem Neugeborenen, gestört und erschöpft durch jeden und alles. Alles Reden und jeder Widerspruch verschlechtern den seelischen Zustand.

Kritiksucht am Essen, den Schwestern, Ärzten, an der Behandlung, fühlt sich als Gefangene oder Märtyrerin, geschlagen von der Unbill des Lebens.

Staphisagria D 12, D 30
Depression nach verzögerter, schmerzhafter und erschöpfender Entbindung.

Häufig Probleme mit der Kindslage, dem Beckenausgang, Inzision.

Vorwürfe, geschnitten worden zu sein, Gereiztheit, Ablehnung des Kindes, nervöser Zusammenbruch.

5.3 Agitierte Depression

Acidum nitricum D 12, D 30
Kombination von Agitiertheit, Schwäche, Depression mit scharfen, typischen Splitterschmerzen als Zeichen chronischer Affektionen der Orificien (Fissuren, Ulzera, Rhagaden, Aphthen).
Generalisierter Juckreiz infolge Nervosität und Depression chronischer Natur.

Arsenicum album D 30, D 200
Hauptmittel bei zutreffender Konstitution. Frostige, erschöpfte, hagere, gespannte, stets unruhige Person. Betont hypochondrisch, pedantisch besorgt. Angst vor kommenden Ereignissen.
Verschlechterung des Zustandes nach Mitternacht. Brennende Beschwerden.
Besserung durch Wärme.

Belladonna D 12, D 30
Indiziert bei plötzlichen akuten Attacken agitierter Erregung, häufig mit gewalttätigen und unerwarteten Zügen.
Kongestive Hitze und Rötung, verwirrter Gedankenzustand.

Magnesium carbonicum D 12, D 30
Kombination von Agitiertheit, Depression und Spannungszustand in Verbindung mit deutlicher Erschöpfung, Krämpfen sowie generalisierten, konstanten Schmerzzuständen.
Häufig Obstipation mit Gewichtsverlust.

Naja tripudians D 12, D 30
Agitierte Depression mit ausgesprochener Erschöpfung, Palpitationen und linksseitige Schmerzen.
Schlechter bei Feuchtigkeit und Kälte.

Natrium chloratum D 200
Agitation bei Verabreichung von Hilfe; Erregung und ärgerliche Reizbarkeit, induziert von anderen.
Anschließend zunehmende depressive Verstimmung.

Rhus toxicodendron D 12, D 30
Ausgeprägte Ruhelosigkeit bei agitierter Erregung. Stillstehen unmöglich, ständiges Umhergehen.
Der Bewegungsdrang scheint Folge der geistigen Überaktivität zu sein.
Häufig Gelenkschmerzen, Rheumatismus.

Verschlechterung abends und nachts, schlechter auch durch Feuchtigkeit und Kälte.

Zincum metallicum D 30
Ausgesprochene Sensitivität bei Schwäche, Erschöpfung mit nervöser Erregung und Unruhe. Motorische Unruhe besonders der Beine und Füße, die in ständiger Bewegung sind.

5.4 Psychotische Depression

(Vgl. Therapie der endogenen Psychosen – Hochpotenzen empfohlen.)

Belladonna D 12, D 30
Manisch-depressives Verhalten mit plötzlichen wilden Ausbrüchen, gefolgt von nachhaltend tiefer Depression.
Brennende Hitze und kongestive Röte in manischem Zustand.

Hyoscyamus D 12, D 30
Ausgesprochen intensives Exzitationsstadium mit angsthaften, verzweifelten und deliranten Bildern. Schwer in Kontrolle zu halten. Überwältigt von hoffnungsloser Verzweiflung, vorzugsweise optischen Halluzinationen, Angst vor Wasser, ausgesprochenes Mißtrauen (fürchtet, vergiftet zu werden).
Bedeutsamer diagnostischer Hinweis ist die Unverträglichkeit jeglicher Bedeckung.
Depression nach manischen Zuständen und obszönem Verhalten.

Lachesis D 30, D 200
Psychotische Depression mit paranoiden Inhalten, mißtrauischem und eifersüchtigem Verhalten. Einsamkeit. Verdächtigen die anderen, meinen, niemand sei vertrauenswürdig.
Depressive Tendenzen, Hoffnungslosigkeit.

Sulfur D 30, D 200
Weniger agitiert bei illusionärer Verkennung der Realität.
Unordentlich in jeder Beziehung sowohl innerlich als auch äußerlich.
Beobachtung und Denken sind unlogisch, ungeordnet.
Brennende Schmerzen, unreine Haut, wasserscheu.

Stramonium D 12, D 30, D 200
Realitätsverlust mit plötzlichem Wechsel der Stimmungslage, gewalttätige Aspekte.
Symptomatik von manischer Erregung zu depressiver Verstimmtheit und halluzinatorischen Phasen.

Tarantula D 12, D 30
Gewalttätiges, zerstörerisches Verhalten, gefolgt von Depression, Stimmungslabilität, Angst vor dem Alleinsein, Halluzinationen, illusionäre Verkennungen.
Häufig Neigung zu Musik und Tanz (Sepia), welche die verzweifelte und selbstzerstörerische Unruhe bessern.

5.5 Depression mit Suizidgefährdung

Alumina D 30
Mit Ungeduld und Unsicherheit gefärbter depressiver Zustand, Impulse nach außen werden unterdrückt.
Zwanghafte Ängste vor allen Gegenständen, die als Mordinstrumente dienen könnten.
Schwere Obstipation und Juckreiz der Haut infolge Trockenheit von Haut und Schleimhäuten.
Aluminiumintoxikationen bei Dialysepatienten bekannt (Anreicherung des Blutes bei Passage durch aluminiumhaltige Gefäße).
Meiden von Kochgeschirr aus Aluminium.

Argentum nitricum D 12, D 30
Selbstmordabsichten auf dem Boden zwanghaften Verhaltens, insbesondere bei Höhen-, Platz-, Brückenangst, Turmschwindel. Deshalb z. B. Selbstmordimpulse beim Gehen über eine Brücke.
Diese Impulse werden gewöhnlich nicht ausgeführt, sind aber ihrerseits in der Lage, das zwanghafte Verhalten zu verstärken.
Als wichtige Modalität ist Hitze in jeder Form unverträglich.

Aurum metallicum D 30
Indiziert bei schweren melancholischen Zuständen, die durch Gespräch und Kontakt nicht behoben werden können.
Häufig in Verbindung mit kardialen Beschwerden (Hochdruck, Herzklappen, pektanginöse Beschwerden), durch welche der Gemütszustand verschlechtert wird.

China D 12, D 30
Schwerer, agitierter, depressiver Status bei Erschöpfungszuständen nach langer Krankheit durch Verlust von Körpersäften oder auch durch erschöpfende Pflege eines Anverwandten o. ä.

Natrium sulfuricum D 30
Diese Form der Depression ist morgens immer schlimmer mit Hang zu Hoffnungslosigkeit, Verzweiflung und letztlich Selbstmordabsichten.
Nahezu immer sind Symptome von seiten des Respirationstraktes zu eruieren (chronische Bronchitis).
Hauptmittel bei Vikariationen zwischen Lunge und Gastrointestinaltrakt (z. B. Asthma – Diarrhöe).

Nux vomica D 12, D 30
Reizbare, unruhige Form der Melancholie mit Angst- und

Furchtinhalten, die zu Tötungsabsichten führen.
Häufig als Auswirkung der seelischen Spannung und Angst, verbunden mit Symptomen von seiten des Gastrointestinaltraktes in Form von Übelkeit, spastischer Obstipation, Ulkusdiathese.

Veratrum album D 12, D 30
Stiller, verschlossener, mutistischer Zustand, häufig auch Selbstmordabsichten.

5.6 Hysterische Depression

Asa foetida D 12, D 30
Depressiver Zustand mit Hinfälligkeit, Erschöpfung, Kollaps.
Hysterisches Globusgefühl im Halsbereich.
Extreme Gasauftreibung des Abdomens mit Aufstoßen, schlechtem Mundgeschmack, Diarrhöe.

Cimicifuga racemosa D 30, D 200
Auffallendes Verhalten mit plötzlichen, unvorhersehbaren Schüben hysterischer Depression.
Erkrankungen an dem rheumatischen Formenkreis.
Menstruelle Störungen.

Ignatia D 30, D 200
Meist dunkler Habitus mit häufig wechselndem äußeren Erscheinungsbild (Make up, Kleidung usw).
Häufig Klagen über ein Globusgefühl im Halsbereich, welches Ausdruck der inneren Spannung ist.
Häufig auch scheinbar sich widersprechende Symptome (z. B. Halsschmerz besser durch Essen und Schlucken).
Ursächlich chronisch ungelöste Kummersituation.

Moschus D 12, D 30
Depression des jugendlichen Mädchens, leicht erregbar, kichernd bei jeder Gelegenheit, eine Backe heiß, die andere kalt, häufig Furcht vor dem Tode, Angst zu sterben.

Platinum D 30
Selbstüberheblichkeit, Nymphomanie, launisch. Wechsel von körperlichen Symptomen mit Gemütssymptomen, umschriebene Taubheitsgefühle.

Pulsatilla D 30, D 200
Konstitutionsmittel bei veränderlichem Erscheinungsbild, rasch wechselnde Stimmung, weint wegen Kleinigkeit, himmelhoch jauchzend, zu Tode betrübt.
Passives, leicht beeinflußbares Verhalten.
Hitzeunverträglichkeit.

Valeriana D 12, D 30
Furcht, Vorstellungen, Phantasien, Einbildungen, sieht Schatten von Menschen und Tieren in der Dämmerung, überhaupt sind alle Symptome abends.

5.7 Symptomatische, postinfektiöse Depression

Wichtig ist hierbei immer die Verabreichung einer Hochpotenz des jeweiligen Konstitutionsmittels, Wiederholung der Gabe in sechs bis acht Wochen, falls nötig.
Ebenso sollten die jeweiligen Krankheitsnosoden schon in einem relativ frühen Stadium der Erkrankung verabreicht werden (D 30 dreimal in wöchentlichem Abstand).

Ansonsten sind vorzugsweise in Betracht zu ziehen:

Arnica D 6, D 12, D 30
Rekonvaleszenzmittel.

Cadmium phosphoricum D 12, D 30
Bei verschleppter viraler Erkrankung (z. B. Grippe).

China D 12, D 30
Depressive Schwäche und Erschöpfung, Appetitlosigkeit, Schlaflosigkeit bei Gedankenzudrang, so daß bei aller Müdigkeit und Ruhebedürfnis keine wirkliche Erholung eintritt.

5.8 Depression in der Menopause

Cactus D 12, D 30
Stiller, zurückgezogener, depressiver Zustand.
Unsicherheit bei Fragen oder gebotener Aufmerksamkeit.
Periode stark, zu früh, Fließen nur im Stehen, nicht im Liegen.
Herzschwäche, Angina, Herzklopfen mit Angst.

Causticum D 30
Leichter, depressiver Zustand bei verspäteter Periode, wenn, dann Blutung nur einmal täglich.

Jodum D 12, D 30
Depressiver Zustand mit Nervosität, Unruhe, wechselndes und unzuverlässiges Erscheinen der Periode.
Hyperkalorisch, Hitzewellen.
Kältebesserung.

Lilium tigrinum D 12, D 30
Häufig Reizbarkeit, Ärgerlichkeit, schlechter bei Zuspruch (Natrium chloratum).
Senkungsbeschwerden.

Pulsatilla D 30, D 200
Depressiv, empfindsam, nahe am Wasser gebaut.
Periode schwach, Amenorrhöe, unregelmäßig.

Sepia D 30, D 200
Verspätete oder zu lang dauernde Menstruationsblutung mit Beimengung dunkler Klumpen.
Reizbarkeit, Erschöpfung, Obstipation, Rückenschmerzen, Prolapsgefühl.

Thuja D 30, D 200
Starke, schmerzhafte Periodenblutung.
Ovaralgie links, besonders während der Blutung.
Gewöhnlich depressiver, reizbarer Zustand mit wirklichkeitsferner Gedankenwelt.

5.9 Depressive Verstimmung in der sog. Midlife-crisis

Arsenicum album D 30, D 200
Zwanghafte Person mit starrem, abgegrenztem Denken, Bedauern beim Blick zurück, Angst vor der Zukunft, vorzeitig gealtert, unfähig zu menschlicher Wärme, Frostigkeit.
Ständige geistige und körperliche Unruhe, Erregtheit, unfähig sich zu ändern.
Pedanterie in Verhalten und Kleidung.
Fühlen sich in unerbittlicher Routine gefangen, können ihre Situation nicht ändern.
Der oft ständige Geldmangel verstärkt das Gefühl der Schwäche und Krankheit.
Verschlechterung nachts, brennende Empfindungen.
Wärmebesserung.
Große Unruhe mit Bewegungsdrang.

Lycopodium D 30, D 200
Empfindliche, unsichere Person, welche in diesem Alter vermeint, daß das Leben schon vorbei sei, alle Energien aufgebraucht sind und die demzufolge zunehmend introvertiert und hypochondrisch wird. Voller Ideen, ohne sie zu verwirklichen.
Mangelndes Zutrauen, Vermeiden echter Konfrontation und Dialog mit anderen.
Vernachlässigung körperlicher Bedürfnisse, vorzeitiges Altern, verspricht gern und viel, so daß es keiner mehr glaubt, er selbst am wenigsten.
Leber-Pfortadermittel, Steindiathese, Obstipationstendenz, 16-Uhr-Zeit.

Natrium cloratum D 200
Chronisch deprimierte, einsame, sogar in Gemeinschaft isolierte Personen, die jeden Kontakt meiden.
Kein Antrieb, keine Orientierung, Müdigkeit, Fehlen jeglicher Zukunftsperspektive oder Befriedigung durch Getanes und Erreichtes.
Bleiben starr in ihrem Gedankengebäude und ihren Absichten verhangen, scheinen nicht mit der Zeit gegangen zu sein.
Mittel bei endokriner, hypophysärer Insuffizienz, 11-Uhr-Schwäche, Hypotonie, Salzverlangen.

Obstipationstendenz bei Trockenheit von Haut und Schleimhäuten.

Nux vomica D 30, D 200
Depression mit vergangenheitsbezogener Tendenz und dem Bedauern, gehabte Möglichkeiten nicht genutzt, vergangene Chancen vertan zu haben. Verdruß, Ärger, Verstimmung, Gefühl der Bitterkeit, reizbar, aufbrausend.
Der charakteristische Eindruck ist immer der eines hart arbeitenden Menschen, der mehr Erfolg im Geschäft hat als Erfüllung in der Familie. Überempfindlich und intolerant in hohem Maße.
Kann sich nicht entspannen, braucht wegen dieses erhöhten inneren Spannungszustandes immer was zu tun.
Diese Menschen haben immer das Gefühl, daß der materielle Erfolg auf Kosten ihrer Persönlichkeitsentwicklung ging, sind unglücklich, labil, unzufrieden.
Folgen von Reizmittelabusus, Gastroenteritis, spastische Obstipation. Morgenverschlechterung.

Staphisagria D 30, D 200
Funktionell-nervöse Symptomatik des ZNS sowie der Bauch- und Beckenorgane.
Reizbarkeit, Ärger, Kummer.
Reizmittel verschlechtern.

5.10 Reaktive Depression durch Trauer, Gram und Kummer

Trauer ist eine gänzlich normale Reaktion auf den Verlust eines geliebten Menschen, und es ist absolut notwendig für die Gesundheit, daß sie in adäquater Weise vollzogen und nicht verdrängt wird. Hilfe ist nur in solchen Fällen angezeigt, wo es sich um eine pathologische Trauerreaktion handelt oder wenn Schlaflosigkeit und Ängste überwiegen.

Gelsemium D 12, D 30
Übersteigerte Reaktion mit extremer Nervosität, Angst, Furcht, panischer Stimmung und Depression.

Ignatia D 30, D 200
Wegen des hysteroiden Grundzuges werden Ignatia-Patienten mit einer Verlustsituation schlecht fertig. Todesfurcht, Mangel an Selbstvertrauen, kindliche Ängste treten in Erscheinung mit Angst vor der Nacht, Dunkelheit.
Panische seelische Zustände, Melancholie.
Dramatisierende, kindische, aufmerksamkeitshaschende Elemente liegen nahe. Nach Trauer um liebe Angehörige, besonders um den Verlust im anderen Geschlecht.

Natrium chloratum D 30, D 200
Wie Ignatia im ersten Stadium angezeigt.
Im Gegensatz dazu aber Tendenz zur Isolation mit Ablehnung von Trost. Trauer und Liebeskummer um das eigene Geschlecht.

Opium D 30, D 200
Folgen von Schreck und Schock.
Schwere, atonische Obstipation, Kollaps.

Veratrum album D 30, D 200
Mutistisches Verhalten nach Verlust und Schicksalsschlägen ohne jegliche gefühlsmäßige Äußerung.

5.11 Jährlich wiederkehrende, zeitlich fixierte, reaktive, depressive Verstimmungen

Aconitum D 30
Folgen von Schock und Schreck mit ausgeprägter Angst, Furcht, panischer Stimmung, Verzweiflung.

Ignatia D 30, D 200
Chronischer Kummer bei hysteroiden Personen mit kindischem, wechselhaftem Benehmen.
Dadurch Einschränkung der Trauerarbeit und immer Wiederkehren des Kummers.
Krampfzustände bei Erregung, Globusgefühl, Duodenal-Syndrom.

Natrium chloratum D 200
Häufig angezeigtes Mittel bei Nerven- und Gemütsleiden.
Periodizität bei reaktiver Depression nach Verlust oder seelischem Schmerz. Zwanghaftes Zurückkommen auf das auslösende Ereignis, kommt nicht davon los, trägt den Kummer mit sich herum, kann ihn nicht verarbeiten.
Phasenweise Aktualisierung des Verlustereignisses.

Nux vomica D 30, D 200
Kann weder Kränkung noch Verlust vergessen, was ihm als ungerechtfertigter Schicksalsschlag erscheint, was nicht hätte passieren dürfen oder das er hätte bewältigen müssen.
Weniger depressiver Zustand als vielmehr gastrointestinale Beschwerden mit Koliken, Ulkusdiathese, spastischer Obstipation.

6. Psychogene und neurotische Störungen

Unbewußte, meist frühkindliche Konflikte führen zu körperlichen und seelischen Symptomen, wobei die Genese der Symptomatik nach den Prinzipien der Identifikation und der Symbolisierung erfolgt. Dabei treten Funktionsstörungen im Bereich der Ausdruckssphäre auf, wie Lähmungen (bis zur Hemiplegie), Krampfzustände, (Tremor, Schluck-, Wein-, Lachkrämpfe), Tics (Blepharospastik, Tortikollis) sowie sensible und sensorische Ausfälle (Seh- und Hörstörungen, Par-, Hyp- und Anästhesie).
Neurotische Störungen finden sich vor allem bei Unterdrückung und Verdrängung lebensnotwendiger Bedürfnisse, meist im Bereich der Sexualität und Aggression.
Weitere Möglichkeiten der Konfliktabwehr erfolgen – neben der Verdrängung – durch **Konversion** (Ausbildung körperlicher Symptomatik), **Regression** (Rückzug auf früheres Entwicklungsstadium; Narzißmus bedeutet hier den Rückzug auf das eigene Ich), **Projektion** (nicht akzeptierte Triebtendenzen werden in die Umwelt projiziert), **Isolation** (Loslösung des Konfliktes von anderen psychischen Vorgängen, Zwangsneurosen und **Identifizierung** (Übernahme von Verhaltensweisen anderer Personen).

6.1 Psychogene Lähmungen

Apis D 30
Lähmungen nach Gemütsbewegungen, nach seelischen Schockerlebnissen.
Durstlosigkeit, akute, entzündliche Ödeme, Hitzeunverträglichkeit, im allgemeinen Unruhe, Bewegungsdrang.

Asa foetida D 12, D 30
Blähungstendenz, explosives Luftaufstoßen, Retroperistaltik.
Hysteroide Persönlichkeit, Spasmophilie.

Chamomilla D 30, D 200
Lähmungen infolge eines psychischen Insultes (Kränkung, akuter Ärger, Verdruß, Verlust) bei reizbaren, schmerzempfindlichen, launenhaften, eigensinnigen Personen.
Nachtverschlechterung, Darmkoliken, Diarrhöe.
Besserung in Anwesenheit anderer.

Conium maculatum D 30, D 200
Symptome (auch Lähmungen) bei plötzlicher Unterbrechung sexueller Beziehung (Witwer). Altersmittel.

Ignatia D 30, D 200
Symptomatik bei chronischem Kummer.
Unbeständige, sensible, melancholische Personen mit nervösen Erregungszuständen bis hin zu hysterischer Ohnmacht.
Allgemeine psychische und physische Überempfindlichkeit, Ulkusdiathese, spastische Beschwerden.

Nux moschata D 12, D 30
Folgen von Gemütserregung mit hysteroider Symptomatik; chronische Verdauungsinsuffizienz, Meteorismus, Trockenheit von Haut und Schleimhaut.

Valeriana D 12, D 30
Zittrige Lähmigkeit bei geistiger Überreizung, Schlaflosigkeit, Globus hystericus, hysterische Blähsucht.

6.2 Psychogene Krämpfe

6.2.1 Hauptmittel psychogener Krämpfe

China D 12, D 30
Tonisch-klonische Krämpfe nach Schreck, bei Aufregung, besonders bei Kindern.
Spastische Symptome.
Schlundkrämpfe.

Crocus sativus D 4, D 12
Krampfzustände besonders der glatten Muskulatur.
Blutungsdiathese (vikariierende Blutungen, Nasenbluten), kongestive, emotionelle Reaktionen.

Ignatia D 30, D 200
Krämpfe infolge von Schreck, chronischem Kummer, Ärger bei unbeständigen, stimmungslabilen Personen. Globusgefühl, Ulkusdiathese.

Lachesis D 12, D 30
Schlundkrämpfe, Darmtenesmen. Geschwätzige, überempfindliche, erethische Personen.
Morgenverschlechterung,
Exkretionsbesserung. Entzündliche Prozesse, besonders der venösen Strombahn,
klimakterisches Syndrom,
nächtliche Tachykardien mit kongestiven Angstzuständen.

Lilium tigrinum D 4, D 12
Nervöse Herzstörungen, Bandgefühl, Herabdrängen der Eingeweide.

Magnesium carb. D 6, D 12, D 30
Erhöhte neuromuskuläre Erregbarkeit und Hohlorganspastik, periodische, anfallsartige Symptome.
Allgemeine nervöse Reizbarkeit bei vegetativer Labilität.

Magnesium chloratum D 12, D 30
Hauptmittel der vegetativen Dystonie; pubertäre Entwicklungsstörungen.
Obstipation. Milchverschlechterung.

Nux moschata D 12, D 30
Krämpfe infolge von Gemütserregung. Hysteroide Reaktionen

mit Oberbauchblähungen, Trockenheit von Haut und Schleimhäuten.

Platinum D 12, D 30
Tetanoide Krampfzustände.
Wechsel von geistiger und körperlicher Symptomatik, Sexualneurose.
Kälte- und Taubheitsgefühl umschriebener Stellen.
Dysmenorrhöe mit prämenstrueller Depression. Pruritus vulvae.

Tarantula D 12, D 30
Ausgeprägte Ruhelosigkeit, Bewegungsdrang. Zuckungen, choreatische Bewegungen.
Septische Prozesse.

Zincum valerianicum D 4
Nervöse Schlaflosigkeit mit ausgeprägter Unruhe der Beine.

6.2.2 Schluckkrämpfe

Asa foetida D 6, D 12
Blähsucht, Retroperistaltik.

China D 12
Globusgefühl im Hals aufsteigend, muß schlucken.

Ignatia D 12, D 30
Chronischer Kummer, Nervosität.

Lachesis D 12, D 30
Linksseitig.
Auf- und absteigendes Globusgefühl.

Lobelia D 4, D 12
Zusammenschnüren.

Moschus D 4, D 12
Erregungszustände mit Enthemmung, Herzklopfen.

Magnesium phosphoricum D 4, D 12
Sodbrennen.

Sepia D 12, D 30
Trockenheit der Schleimhäute im Mund- und Rachenbereich.

Valeriana D 6, D 12
Geistige Überreizung, Schlaflosigkeit.

6.2.3 Singultus

STAUFFER empfiehlt bei nervösen, hysterischen Personen:

Asa foetida D 6, D 12
Blähungen, Laktation.

Belladonna D 6, D 30
Kongestion, Nachtverschlimmerung.

Cicuta virosa D 6, D 12
Anfälle.

Cyclamen D 6, D 12
Regelstörungen.

Ignatia D 12, D 30
Chronischer Kummer, wechselhaft.

Nux moschata D 6, D 12
Blähungen, Aufstoßen.

Nux vomica D 6, D 12, D 30
Spastische Obstipation.

Platinum D 12, D 30
Überheblich, nymphoman.

Valeriana D 6, D 12
Kropfgefühl, Retroperistaltik.

6.2.4 Lach- und Weinkrämpfe

Asa foetida D 6, D 12
Lach- und Weinkrämpfe abwechselnd in Verbindung mit Ösophagusspasmen.
Blähsucht, Retroperistaltik, viel Aufstoßen.

Coffea D 12, D 30
Rascher Stimmungswechsel auf dem Boden starker geistig-seelischer Erregung.
Tachykardie, Sympathikuskrisen, Schlaflosigkeit.

Ignatia D 30, D 200
Hauptmittel für Personen mit labiler, rasch wechselnder Stimmungslage.
Lachkrämpfe abrupt umschlagend, vor allem nach plötzlichen Gefühlserregungen.
Weinkrämpfe bei chronischem Kummer.
Globusgefühl, Ulkusdiathese.

Moschus D 4, D 12
Erregungszustände mit Enthemmung, Herzklopfen.
Tiefes Durchatmen bessert.

Platinum D 30, D 200
Überhebliche Personen, gekennzeichnet durch Wechsel von geistig-seelischer und körperlicher Symptomatik, tetanoiden Krampfzuständen, Kälte- und Taubheitsgefühl an umschriebenen Stellen.
Dysmenorrhöe, prämenstruelle Depression.
Pruritus vulvae, Sexualneurose.

Pulsatilla D 30, D 200
Weinkrämpfe bei seelisch labilen, leicht kränkbaren Personen.
Venosität. Unverträglichkeit von Fett und Eis, allgemein Verlangen nach Kühle. Linksseitigkeit der körperlichen Symptome.
Häufiger Mädchen und Frauen mit Oligomenorrhöe, Fluor albus.

Stramonium D 30
Lachkrämpfe bei psychotischen Zustandsbildern.
Extreme geistig-seelische und körperliche Erregung mit raschem Wechsel der Äußerungen (singen, weinen, schreien, lachen, beten, schlagen).

Valeriana D 6, D 12
Geistige Überreizung, Schlaflosigkeit, Schluckkrämpfe.

Zincum D 30
Psychiatrische Symptomatik bei Unterdrückung somatischer Krankheitserscheinungen.

6.2.5 Schreibkrampf

Acidum picrinicum D 6
Folgen von Überanstrengung, Kummer, Sorgen,
bei geistigen, sexuellen Schwächezuständen.

Argentum metallicum D 12, D 30
Neurastheniker, Kopfschmerz, Ängste, Trockenheit von Schleimhäuten, Neuralgien, degenerative Gelenkerscheinungen.

Arnica D 30
Muskuläre Überanstrengung.

Causticum D 12, D 30
Ansteigende Muskellähmungen.

Cuprum D 4, D 6
Muskuläre Krämpfe.
Nachtverschlechterung.

Gelsemium D 4
Hypoxische Muskelkrämpfe bei venöser Stase.

Magnesium phos. D 6, D 12
Hauptmittel der vegetativen Störungen. Hyperacidität, Krämpfe, Neuralgien.

Phosphorus D 30
Neurovegetative Übererregbarkeit bei allgemeiner Erschöpfung.

Ruta graveolens D 4
Sehnen, Bänder.

Secale cornutum D 4
Arterielle Durchblutungsstörungen, Kälte der Extremitäten.
Wärmeverschlechterung.

Silicea D 30
Bindegewebs- und Gelenksschwäche, Schweiße.
Kälteverschlechterung, Obstipation, chronische Eiterungsprozesse.

Stannum D 4, D 12
Zittern bei geringer Anstrengung, Gliederschwäche, nervöse Erschöpfung.

6.3 Automatismen

Agaricus D 6, D 12, D 30

Veränderlich, reizbar, depressiv, zerebrale Entwicklungsstörung.
Unwillkürliche Muskelkontraktionen, Zittern, Lidspasmen.
Folge von Kälteexposition, Erfrierungen.

Arsenicum album D 30
Neurotropie, hagere, grazile Konstitution, hypokalorisch.
Wärmebesserung.
Nachtverschlechterung.
Periodizität.

Belladonna D 12, D 30
Niktitation, plötzlich einsetzend.
Folgen von Sonneneinstrahlung.
Nachtverschlechterung.
Rechtsseitigkeit.
Kongestive Zustände.

Chamomilla D 12, D 30
Bei leicht erregbaren, überempfindlichen Personen.
Folgen von akutem Ärger,
nächtliche Verschlechterung.
Pankreopathie mit Diarrhöe.

Cuprum D 30
Unterdrückungsmittel.
Nächtliche Krämpfe (z. B. Wadenkrämpfe).
Kältebesserung.

Gelsemium D 6, D 12, D 30
Automatismen und Lähmungen, insbesondere der Augenmuskulatur, der Extremitäten und der Sphinkteren.

Hyoscyamus niger D 6, D 12, D 30
Tonuserhöhung der Muskulatur bei zentraler Erregung,
delirante, halluzinatorische Zustände,
Plötzlichkeit.
Nachtverschlechterung.
Hohlorganspastik.

Ignatia D 30
Automatismen bei hysterischen Personen bei allgemeiner psychi-

scher und physischer Überempfindlichkeit.
Ulkusdiathese, labile Stimmungslage, Unbeständigkeit.
Chronische Kummersituation.

Lycopodium D 12, D 30
Nervöse, mürrische, reizbare Personen bei Störungen von Leber-Galle sowie Magen-Darm-Trakt. Steindiathese, Impotenzmittel.
Rechtsseitigkeit.
Verschlechterung: 16–20 Uhr.

Magnesium phosphoricum D 6, D 12, D 30
Krampf- und Neuralgiemittel. Vegetative Dystonie, hyperacide Gastritis, Koliken.
Besserung durch Krümmen.

Nux vomica D 6, D 12, D 30
Psychische-physische Überreizung, besonders bei Reizmittelabusus.
Cholerisches Temperament.
Dyspepsie des oberen Verdauungstraktes, spastische Obstipation, Pfortadersystem.
Morgenverschlechterung.

Phosphorus D 12, D 30
Automatismen bei nervösen Erschöpfungszuständen, nach Überarbeitung, in der Rekonvaleszenz.
Schlaflosigkeit und Schwäche, besonders bei Personen mit neurasthenischer Veranlagung.

Sepia D 12, D 30
Tics und Lähmungen im Lidbereich.
Endokrine Insuffizienz, hypotone Kreislaufregulationsstörungen.
Lageveränderung und Senkungsbeschwerden der weiblichen Geschlechtsorgane, venös-lymphatisches System.

Tarantula D 12, D 30
Unruhe, Erregung, Tremor, Überempfindlichkeit aller Sinne.
Starke motorische Unruhe, Zuckungen, choreatische Bewegungen.

Zincum D 30, D 200
Unterdrückungsmittel.

6.4 Psychogene Empfindungsstörungen

Aconitum D 12, D 30
Segmentale Parästhesien bei Herzstörungen, Angst.
Nervenläsion durch trockene Kälte, Unruhe.
Nachtverschlechterung, trockener Hitzezustand.

Agaricus D 6, D 12
Parästhesien, „Eisnadelgefühl" bei prämenstruellem Syndrom.
Kälteverschlechterung, Erfrierung.
Koordinationsstörungen.

Alumina D 12, D 30
Spinnwebengefühl im Gesicht bei hagerem Habitus. Trockenheit von Haut und Schleimhäuten, Obstipation.
Unverträglichkeit von Kartoffeln (Solanaceae, weitere zusätzliche Schleimhautaustrocknung).

Ambra D 4
Lokalisiertes Taubheitsgefühl.
Affektinkontinenz.
Altersdepression.

Arsenicum album D 30
Sensibilitätsstörungen mit brennenden Empfindungen bei sensiblen, übergenauen, hageren Personen.
Unruhe, Periodizität.
Nacht- und Kälteverschlechterung.

Chamomilla D 12, D 30
Allgemeine Überempfindlichkeit gegen Schmerzreize.
Nachtverschlechterung.

Coffea D 30
Empfindlichkeit, Reizbarkeit, Gedankenzudrang, Schlaflosigkeit.

Hypericum D 4, D 12
Nach Nervenverletzungen angezeigt.
Amputationsneuralgie.

Ignatia D 30
Sensibilitätsstörung infolge chron. Kummers.
Gefühlslabile Personen.

Lachesis D 12, D 30
Überempfindlichkeit der Haut besonders im Halsbereich, Globus hystericus,
klimakterisches Syndrom.
Hitzeunverträglichkeit.

Nux vomica D 30
Arznei- und Reizmittelabusus bei allgemeiner Übererregbarkeit.
Spastische Obstipation, Pfortadersystem, Reizgastritis.
Morgenverschlechterung.

Phosphorus D 30
Allgemeine Überempfindlichkeit aller Sinnesorgane bei „nervöser Erschöpfung".

Platinum D 30
Umschriebene Kälte- und Taubheitsgefühle bei sexualneurotischen Personen.
Frauenmittel.
Überheblichkeit, Arroganz.

Staphisagria D 12, D 30
Sensibilitätsstörungen infolge unverarbeiteter Konflikte.
Frustration.

6.5 Psychogener Dämmerzustand

Acidum phosphoricum D 30
Große geistige Schwäche und Erschöpfung, besonders nach Kummer und Enttäuschung. Neurasthenie, Entwicklungsalter.

Baptisia tinctoria D 12, D 30
Somnolenter, stuporöser Zustand infolge typhoider Fieberzustände. Enzephalitis.

Stannum D 30
Funktionelle Paralysen nach Gemütsaffektion; ausgeprägte nervöse Erschöpfung; organische Schwäche der Thoraxorgane.
Beschwerden „steigen und fallen mit der Sonne".

Ignatia D 30, D 200
Psychogener Dämmerzustand bei sonst überempfindlichen, wechselhaften, launischen, hysterischen Personen.
Folgen chronischen Kummers.

Natrium chloratum D 200
Folgen von Kummer, Eifersucht, Verlust mit kachektischen Zuständen (Anorexie).
Allgemeine Schwäche, Trockenheit von Haut und Schleimhäuten, Durst, Salzverlangen, 11-Uhr-Zeit, Obstipation, Hypomenorrhöe.

7. Psychosexuelle Störungen
(Bearbeitet nach TREVOR SMITH)

7.1 Masturbation

Eine Behandlung der Masturbation sollte nur dann in Betracht gezogen werden, wenn sie schmerzhaft ist, oder in übermäßiger, zwanghafter Weise ausgeübt wird.
In allen anderen Fällen sollte sie – abhängig von individuellen, hormonellen und libidinösen Gegebenheiten – als normal angesehen werden.
Vorehelich beim Mann die Regel, bei der Frau häufig (SPOERRI S. 160). In den meisten Fällen mag eher der Verzicht auf Masturbation unnormal sein, Ausdruck einer unangemessenen puritanischen Erziehung.

7.1.1 Exzessive, zwanghafte Masturbation

Arsenicum album D 30, D 200
Frostiger, erschöpfter, hagerer Typus mit ernstem, zwanghaft veranlagtem Wesen und der Tendenz zu starren, rituellen Verhaltensweisen.
Periodizität der Beschwerden, brennende Empfindungen, Wärmeverlangen, Nachtverschlechterung.

Calcium carbonicum D 30, D 200
Angezeigt bei bleichem, gedunsenem Habitus, Mangel an Energie, häufig in Kombination mit leichter Reizbarkeit, Ängstlichkeit und Erschöpfung.
Unabhängiges Kreisen der Gedanken ohne Entschlußfähigkeit, angestrengtes, erschöpfendes Tun und Handeln ohne echte Befriedigung. Obstipation, vermehrte Schweißneigung, kalte, feuchte Hände und Füße, friert leicht, Wärmeverlangen, Ruhebedürfnis, Störungen des Calciumhaushaltes.
Bei diesem Typus hat die Masturbation wenig mit sexueller Libido zu tun, als vielmehr mit einem Abbau der inneren Spannung.

Lachesis D 12, D 30, D 200
Masturbation bei Libidoverlust, sexueller Frustration oder infolge Trennung von einem gegengeschlechtlichen Partner.

Tendenz zu Eifersucht, Mißtrauen.
Funktionell Neigung zu Hitzewallungen, vor allem im Rahmen hormoneller und zirkulatorischer Störungen. Subjektives Engegefühl im Halsbereich mit Unverträglichkeit beengender Kleidung.

7.1.2 Unangemessene Masturbation

Barium carbonicum D 30
Masturbation bei alten Menschen oder im Zuge präseniler Symptomatik.

Natrium chloratum D 30, D 200
Ernste, chronische Kummersituation mit Isolationstendenz, die zu gestörtem, auffälligem Verhalten führt.
Trockenheit von Haut und Schleimhäuten, Obstipation, Salzverlangen, 11-Uhr-Schwäche.

Sulfur D 30, D 200
Angezeigt bei Geistes- und Gemütsstörungen, Rückzug aus sozialen Bindungen, Störung der Sinnfälligkeit des Lebens. Unordentliches Erscheinungsbild, nachlässiges Benehmen.

Staphisagria D 30, D 200
Allgemeine Reizbarkeit, Frustrationsfolgen.
Funktionell-nervöse Störungen der Genitalorgane mit Überempfindlichkeit. Reizmittelabusus. Pubertätsstörungen.

7.1.3 Schmerzhafte Masturbation

In diesen Fällen muß eine indizierte antibiotische oder auch chirurgische (Adhäsionen, Warzen, Phimose usw.) Therapie vorausgehen. Erst bei Persistieren der Beschwerden homöopathische Therapie.

Medorrhinum D 200
Als Nosode nach Gonorrhöe angezeigt. Spastische Beschwerden der Urethra.

Nux vomica D 6, D 12, D 30
Allgemeine Reizbarkeit in Verbindung mit spastischen Beschwerden.

Thuja D 30
Angezeigt nach rezidivierenden, entzündlichen Affektionen der Genitalorgane, Linksseitigkeit, hydrogenoide Konstitution.

7.2 Homosexualität

Die Homosexualität stellt für sich weder eine Krankheit noch ein Leiden dar und sollte als eine Variation menschlicher Verhaltensmuster, die es seit jeher gegeben hat, betrachtet werden. Falls gesundheitliche Probleme auftreten, müssen diese nach homöopatischen Grundsätzen behandelt werden, so, wie sie für jeden gelten.

7.2.1 Depression der Homosexuellen
(Vgl. auch Kapitel Depression und depressive Persönlichkeiten)

Viele Homosexuelle sind nicht in der Lage, dauernde und tiefgehende Beziehungen aufzunehmen. Daraus resultieren depressive Reaktionen, die ihrerseits wieder Ursache für homosexuelle Promiskuität sein können.

Aurum muriaticum D 12, D 30
Depressiv, melancholisch, verzweifelt, kongestiver Typus.

Natrium chloratum D 30, D 200
Verschlossene, furchtsame Patienten mit Kontaktschwierigkeiten, Mangel an Selbstvertrauen.
Hauptindikation bei der Tendenz, sich abzusondern, sich zu isolieren.

7.2.2 Homosexuelle Promiskuität

Nicht die Promiskuität als solche ist der Grund, warum der Arzt aufgesucht wird, sondern sie stellt vielmehr nur einen Aspekt eines allgemein überreizten Zustandes dar, der weitere Faktoren, wie übermäßiges Rauchen, Essen, Trinken, Drogenmißbrauch u.a. mit einschließt.

Natrium chloratum D 200
Mittel für chronische, seelische Belastungen, die nicht verarbeitet werden können; ständiges Zurückkommen auf die auslösenden Faktoren. Aggressive Tendenzen gegen sich selbst, Isolationstendenz.

Nux vomica D 30, D 200
Häufig zu Beginn der Therapie angezeigt bei reizbaren, ärgerli-

chen, zornmütigen und explosiven Personen.
Mangel an Rücksichtnahme und Mitgefühl.
Übermäßiges Arbeitspensum bei insgeheimer Einsamkeit und depressiver Stimmung. Sowohl ein Zuviel an Arbeit als auch ein Übermaß an Vergnügen.
Stellen hohe Anforderungen an sich und andere und werden demzufolge leicht enttäuscht.

Es sei an dieser Stelle nochmals betont, daß allgemein die Grundsätze der Homöopathie zu beachten sind. Insbesondere, wo sie als Konstitutionstherapie durchgeführt wird, ist den Hochpotenzen der Vorzug zu gegen – in seltener, wenn nicht sogar nur einmaliger Verabreichung.

7.3 Impotenz

Die Impotenz des Mannes ist definiert als Störung der sexuellen Erregungsphase in Form einer schwachen bis fehlenden Erektion oder einer vorzeitigen Ejakulation.
Als entsprechende Störung bei der Frau ist die mangelhafte Lubrikation anzusehen. Der Ejaculatio defiziens (Unfähigkeit des Mannes in der Vagina zur Ejakulation zu kommen) entspricht als Störung die Frigidität (Anorgasmie) der Frau.

Häufige Ursachen sind vermehrter psychosozialer Streß, berufliches Versagen, Schwierigkeiten im gesellschaftlichen und persönlichen Rollenverständnis.
Vorübergehende Störungen der Partnerschaftsbeziehung können zur passageren Impotenz führen; Fixierung durch Erwartungsangst.
Psychotherapie und Konfliktbeseitigung.
Unterstützend Homöotherapie.

7.3.1 Impotenz

Argentum nitricum D 30
Erwartungsangst.

Arsenicum album D 30, D 200
Schwäche bei hageren, frostigen, peniblen, pedantischen Menschen.
Geistige und körperliche Unruhe mit zwanghafter Tätigkeit.
Ängstlichkeit, Nachtverschlechterung.

Calcium carbonicum D 30, D 200
Adipöser, pastöser, frostiger, energieloser Habitus ohne Interesse und Antrieb. Leicht nervös und verkrampft, Entspannung deshalb schlecht möglich.

Damiana D 12, D 30
Aphrodisiakum, nervöse Schwäche, Neurasthenie, Schlaflosigkeit, verzögerte Menarche.

Kalium carbonicum D 30, D 200
Schwäche, Angst. Abhängigkeit vom Partner, können nicht allein sein, sind voller Angst und ohne Selbstvertrauen einschließlich auf sexuellem Gebiet.

Lycopodium D 30, D 200
Zwanghaftes, übermäßiges Nachdenken, Überlegen, Grübeln, Hin- und Herwenden von Problemen, Entschlußunfähigkeit, das Schlechteste wird immer befürchtet. Alles und jedes wird erwogen und geprüft, so daß letztendlich weder Entspannung, Freude oder Hingabe möglich ist.
Lebermittel, Steindiathese.

Natrium chloratum D 30, D 200
Angst, Furcht, Isolationstendenz, Mangel an Selbstvertrauen in sexueller Hinsicht.

Nuphar luteum D 12, D 30
Aphrodisiakum, morgendliche Diarrhöe.

Nux moschata D 30
Hochgradige Erschöpfung, so daß jede Lebensäußerung – selbst die Sexualität – von Müdigkeit überschattet wird. Können trotz Müdigkeit nicht einschlafen.
Blähungstendenz.

Opium D 30
Bei vorherrschender Erschöpfung und Müdigkeit, welche das sexuelle Verlangen einschränken.

Silicea D 12, D 30
Ängstlichkeit, Schwäche, Erschöpfung, Mangel an Lebenslust.

7.3.2 Frigidität

Lachesis D 30, D 200
Starkes sexuelles Verlangen, schmerzhafter Sexualverkehr.
Anfälligkeit des linken Ovars.

Natrium chloratum D 200
Angst vor Anteilnahme, Abhängigkeit und enger Bindung. Unfähig, sich gehen zu lassen.
Nützlich auch für Fälle mit schmerzhaftem Koitus bei Trockenheit der Scheidenschleimhaut und Neigung zu Herpes genitalis (mittlere Potenzen).

Platinum D 30, D 200
Überheblichkeit, Nymphomanie, depressiv, launisch.
Wechsel körperlicher und geistiger Symptome, Parästhesien, tetanoide Krampfzustände.

Pulsatilla D 30, D 200
Angezeigt bei starkem, oft zwanghaftem sexuellen Verlangen mit Unfähigkeit zum Orgasmus trotz ausreichend langem sexuellen Vollzug.
Bei manueller Befriedigung Schuldkomplexe und Depression.

Sepia D 30, D 200
Sexuelle affektive Indifferenz. Abneigung gegen sexuellen Verkehr bei gynäkologischen Senkungsbeschwerden.
Prolapstendenz. Allgemeine Erschöpfung, Depression, Reizbarkeit, Obstipation.

7.3.3 Vorzeitige Ejakulation

Kalium phosphoricum D 4, D 12, D 30
Bei diesem Mittel sind Phosphorzeichen (u. a. starkes sexuelles Verlangen) mit der Schwäche und dem Mangel an sexuellem Interesse des Kaliumelementes verbunden.
Diese Widersprüchlichkeit führt hier zu vorzeitigem Samenerguß.

Lycopodium D 30, D 200
Hastige, oberflächliche Personen. Bei zugrundeliegender Unsicherheit werden die täglichen Erfordernisse und Notwendigkeiten bis zuletzt hinausgeschoben, so daß eine Situation mit seelischer Spannung, Angst und Zwängen entsteht.
Zudem allgemeine Schwäche des sexuellen Vollzugs.

Nux vomica D 12, D 30, D 200
Weit mehr vorherrschende Sexualität als bei Lycopodium bei allgemeiner Reizbarkeit, leichter Erregbarkeit sowie bei Folgen von Reiz- und Genußmittelabusus.
Lösung des Konflikts häufig schon durch Entspannung und Abschalten.

7.4 Transvestismus

Ursache dieses schwer zu behandelnden Problems ist die Tatsache, daß die normale männliche Entwicklung und Identifikation auf Grund eines frühen psychischen Traumas nicht stattgefunden hat. So scheinen Überreste infantiler Verhaltensweisen zu persistieren.
Häufig Verbindung mit Depression, Ängsten, Unsicherheitsgefühlen, die im Vordergrund der homöopathischen Therapie stehen.
Entscheidend ist immer die Behandlung mit dem entsprechenden Konstitutionsmittel (Hochpotenzen) sowie entsprechend angezeigten Nosoden (Medorrhinum, Luesinum, Tuberculinum).

Arnica D 200
Frühkindliches psychisches Trauma exhibitionistischer oder direkt sexuellen Inhalts.

Lycopodium D 30
häufig als Folgemittel angezeigt.

Natrium chlor. D 30, D 200
Besonders bei verzögerter sexueller Entwicklung mit Reifestörung. Fast immer Einzelgänger, bei denen Natrium chloratum eine neue Kontaktbereitschaft bewirkt.

Sulfur D 30, D 200
Als Reaktions- und Zwischenmittel angezeigt, wenn die anscheinend gut ausgewählten Mittel nicht ansprechen.
Nosoden folgen besonders gut bei infantilen Persönlichkeiten (Medorrhinum, Luesinum).

7.5 Exhibitionismus

Entblößen der Geschlechtsteile vorwiegend bei selbstunsicheren, triebschwachen oder auch schwachsinnigen Männern in Verbindung mit Kontaktschwierigkeiten zu Frauen.
Homöopathie nur angezeigt bei passageren Störungen von kurzer Dauer im Sinne einer Verhaltensstörung insbesondere bei klar umrissenen, unbewältigten Konflikten.
Beginn der homöopathischen Therapie mit dem entsprechenden Konstitutionsmittel (Hochpotenz).

Natrium chloratum D 200
Angst vor anderen, kontaktscheu, meiden sexueller Kontakte, Befangenheit in sexuellen Dingen, Verdrängungsbereitschaft, verbotsbehaftet.

Platinum D 30, D 200
Auffallendes zur Schau-stellen der gesamten Person einschließlich der Sexualsphäre bei zugrunde liegender Unsicherheit.

Pulsatilla D 30, D 200
Schamhaft scheu. Auch starke voyeuristische Tendenzen.
Signifikant ist eine starke Identifikation mit dem Beziehungsobjekt. Wichtig für die Verordnung sind die Grundzüge der Pulsatilla-Konstitution.

Origanum Majorana D 4, D 6
Sexuelle Reizung mit exhibitionistischen Tendenzen.

8. Schlaflosigkeit

Acidum phosph. D 12	Tagsüber apathisch, nachts schlaflos. Seelisches Trauma.
Aconitum D 6, D 12, D 30	Angst, Unruhe und Schlaflosigkeit, vor allem nach Schreck, Furcht, bei akuten Erkältungen.
Aesculus D 12, D 30	Venöse Stase, Krämpfe.
Ambra D 4	Überreizung, Affektinkontinenz.
Antimonium crudum D 12, D 30	Verdauungsstörungen, weiß belegte Zunge.
Argentum nitricum D 12, D 30	Nach geistiger Überanstrengung, bei Streß, nach Schreck.
Arnica D 6, D 12, D 30	Nach körperlicher Überanstrengung, Unruhe.
Avena sativa D 4	Rekonvaleszenz.
Belladonna D 12, D 30	Unruhe, Kopfkongestionen, Schweiße, akute, fieberhafte Entzündungen.
Calcium phosph. D 12, D 30	bei geistiger Überforderung, Gewitterangst.
Capsicum D 30	Heimweh.
Chamomilla D 12, D 30	zahnende Kinder.
China D 12, D 30	infolge Erschöpfung.
Cocculus D 6, D 12, D 30	schlaflos nach Nachtwachen.
Coffea D 12, D 30, D 200	Gedankenzudrang (wichtiges Mittel).
Cuprum metallicum D 30	Wadenkrämpfe.
Cypripedium D 4	Nachts wie aufgezogen, lustig (Kindermittel).
Gelsemium D 12	Nach Überanstrengung, Schwindel, okzipitale Kopfschmerzen.
Ignatia D 12, D 30	Kummer.
Kalium carbonicum D 12, D 30	Schwäche, Schweiß, Schmerzen. Schlechter 3 Uhr morgens.
Lachesis D 12, D 30	Allgemeine Lebhaftigkeit, Schlaflosigkeit in den frühen Morgenstunden.

Laurocerasus D 4	Zyanose.
Lycopus virg. D 4	Bei Hyperthyreose.
Natrium sulfuricum D 200	Nach Commotio cerebri.
Nux vomica D 4, D 12, D 30	Nach Reizmittelabusus.
Opium D 30	Nach Schreck.
Phosphorus D 30	Angst im Dunkeln, Nervosität.
Pulsatilla D 12, D 30	Tagesschläfrigkeit.
Silicea D 30	Nachschweiße, Obstipation.
Spongia D 12	Trockener Kitzelhusten nachts.
Stramonium D 30	Ideenzudrang.
Sulfur D 30	Zerebralsklerose, heiße Füße.
Zincum valerianicum D 4, D 12	Unruhige Beine.

9. Psychosomatische Erkrankungen

Unter psychosomatischen Erkrankungen sind somatische Störungen zu verstehen, deren Genese durch psychische Vorgänge bedingt ist. Emotionelle Spannungen (Streßfaktoren) führen zu vegetativen Dysregulationen; diese haben funktionelle Organstörungen zur Folge, aus denen letztlich morphologische Läsionen resultieren.

Dabei spielen verschiedene Faktoren eine Rolle: die sozialen Gegebenheiten (Rollenverständnis),
die Persönlichkeitsausprägung (frühkindliche Schäden, neurotische Entwicklung, auffallende Persönlichkeitsstruktur),
die Beziehungen zur Umwelt (Frustration, Aggression),
die somatischen Dispositionen (allgemeine vegetative Labilität, Schwächung durch Infekte, Operationen und andere körperliche und seelische Traumata).

Je nach Ausprägung der Konstitutionen liegt im Einzelfall die Störung mehr im psychischen oder mehr im somatischen Bereich. Hier ist der Ansatzpunkt für die Homöotherapie zu sehen mit ihren Möglichkeiten der Funktions- und Konstitutionstherapie. Mittlere und hohe Potenzen sind angezeigt.

Es versteht sich von selbst, daß eine ausreichende klinische Diagnostik im Vorfeld der Behandlung durchgeführt werden muß.

9.1 Funktionelle Oberbauchbeschwerden

Bei funktionellen Oberbauchstörungen äußern die Patienten unspezifische Klagen, wie Druck, Völlegefühl, Blähungsbeschwerden, Mißempfindungen des Herzens.
In Verbindung damit häufig depressive Reaktionen oder neurotische Symptome.
Im Hintergrund frühkindliche orale Abhängigkeitsbedürfnisse.

Klinisch lassen sich Syndrome differenzieren von seiten
des Magens,
des Duodenums,
der Gallenblase und
des Pankreas.

9.1.1 Syndrome von seiten des Magens

Antimonium crudum D 12, D 30

Personotropie: Korpulent, abweisend, mürrisch, bedrückt, sentimental.

Funktiotropie: Gastritis, Gastroenteritis mit Flatulenz, Meteorismus, weiß belegte Zunge, harnsaure Diathese.

Modalitäten: Verschlechterung durch Säure, durch Essen, durch Temperaturextreme, durch Alkohol.
Besserung durch Ruhe, frische Luft.

Argentum nitricum D 12, D 30

Personotropie: Neurasthenisch, hager, sensibel, Ängste.

Funktiotropie: Neurotropie, Erregung des vegetativen Nervensystems. Mittel bei Lampenfieber, Diarrhöe bei seelischer Anspannung, paroxysmale Tachykardien besonders nach Schreckerlebnissen, Neuralgien, Schwindel.

Modalitäten: Splitterschmerz, Verlangen nach Süßem mit Unverträglichkeit, Folgen von Schreck.
Besserung durch Druck (Kopfschmerz).

Arsenum D 30, D 200

Personotropie: Hagere, angsthafte, sensible, pedantische Personen.

Funktiotropie:	Brennende Schmerzempfindungen, Durst, Schwäche, Unruhe, Frost.
Modalitäten:	Nachtverschlechterung, Wärmebesserung.

Belladonna D 12, D 30

Personotropie:	„Barockaler Pykniker", kongestiv, lebhaft.
Funktiotropie:	Atropinähnliche Wirkung, akute Krankheitsgeschehnisse, Neuralgien, Migräne, pulsierende Empfindungen. Spastische Erscheinungen am oberen Verdauungstrakt bei akuten Erkrankungen, Schluckbeschwerden, Erbrechen, Gallenkoliken.
Modalitäten:	Nachtverschlechterung, Rechtsseitigkeit, Folgen von Sonneneinstrahlungen.

Carbo vegetabilis D 12, D 30, D 200

Personotropie:	Carbo-nitrogene Konstitution, Schwäche, verlangsamte geistig-seelische Funktion, gleichgültig.
Funktiotropie:	Gastrointestinale Syndrome auf dem Boden venöser Kreislaufinsuffizienz (z. B. Rechtsherzinsuffizienz), Tympanie, Kollaps.
Modalitäten:	Besserung durch Kälte. Verschlechterung abends sowie durch feucht-warmes Wetter.

Chamomilla D 12, D 30, D 200

Personotropie:	Ärgerlich, reizbar, launisch, überempfindlich, starke Schmerzempfindlichkeit.
Funktiotropie:	Abdominelle Koliken nachts infolge akuten Ärgers, durch Widerspruch. Dyspepsie, Diarrhöe (Pankreopathie).
Modalitäten:	Besserung in Anwesenheit anderer.

Graphites D 30, D 200

Personotropie:	Ausgeprägte Empfindlichkeit, ängstlich, traurig, besorgt, melancholisch, phlegmatisch, meist korpulente Personen (wie bei Hypothyreose).
Funktiotropie:	Gärungsdyspepsie, Heißhunger, Essensbesserung, Risse, Rhagaden, trockene Haut, übelriechende Ausscheidungen.

Modalitäten:	Kälteempfindlich. Wärmebesserung.

Kreosotum D 12, D 30

Personotropie:	Allgemeine Dyskrasie, Mittel bei chronischen schweren Entzündungen.
Funktiotropie:	Chronische Gastropathie, Erbrechen unverdauter Nahrung, Tendenz zu blutenden ulzerativen Defekten, scharfe, brennende Exkretionen. Menorrhagie. Gangrän (Diabetes). Postthrombotische Ulzera.

Magnesium carbonicum D 6, D 12

Personotropie:	Ausgeprägte, nervöse Reizbarkeit, Vagotoniker, allgemeines Erschöpfungssyndrom.
Funktiotropie:	Vegetative Dystonie, Gastritis; chronische Obstipation bei Hepatopathie, Cholezystopathie. Periodizität. Neuralgien. Erhöhte neuromuskuläre Erregbarkeit. Hohlorganspastik.
Modalitäten:	Verlangen nach Saurem, Pikantem, Wärme. Verschlechterung durch Genuß von Milch, Fleisch, Temperaturextreme.

Natrium chloratum D 30, D 200

Personotropie:	Folgen von chronischem Kummer, Eifersucht; Verlust-Syndrom, Depression, Isolationstendenz.
Funktiotropie:	Hypophysär-dienzephale Fehlregulation (Pubertät, Klimakterium). Obstipation bei Trockenheit der Schleimhäute.
Modalitäten:	Körperliche und geistige Anforderungen schwächen. 11-Uhr-Zeit, Periodizität. Salzverlangen. Kälte und Sonnenhitze verschlechtern.

Nux vomica D 12, D 30

Personotropie:	Allgemeine Reizbarkeit, Folgen geistiger und körperlicher Überreizung, Reizmittelabusus.
Funktiotropie:	Hyperacide Gastropathie, Stauung im Pfortaderkreislauf, Hämorrhoiden, spastische Obstipation, vergeblicher Stuhldrang.

Modalitäten: Morgenverschlechterung.
Besserung durch Ruhe.

Pulsatilla D 12, D 30
Personotropie: Ruhig, schüchtern, introvertiert, nahe ans Wasser gebaut.
Funktiotropie: Schwäche der gynäkologisch-endokrinen Regulation, Oligomenorrhöe, venöse Insuffizienz.
Modalitäten: Fettunverträglichkeit, Folgen von Eisgenuß. Allgemeine Kältebesserung.

Phosphorus D 12, D 30
Personotropie: Neurasthenischer Habitus, Tuberkulinismus. Nervös, überempfindlich gegenüber Sinneseindrücken.
Funktiotropie: Geistige und körperliche Schwäche, Erschöpfung, Blutungstendenz.
Modalitäten: Nachtverschlechterung, Brennen, Linksseitenlage verschlechtert.

Weitere Empfehlungen:
Bismutum subnitricum D 4
Ulkus der kleinen Kurvatur. Postprandiale Schmerzen, Erbrechen. Speichelfluß, Durst nach kalten Getränken, belegte Zunge. Strecken bessert.

Ipecacuanha D 4, D 12, D 30
Übelkeit, Erbrechen bei reiner Zunge (zentralnervöse Ursache).

Iris versicolor D 4
Hyperacides Erbrechen, Vagotropie (z. B. auch saures Erbrechen bei Migräne).

Robinia D 4
Symptomatikum bei Hyperacidität. Obstipation.

9.1.2 Syndrome von seiten des Duodenums

Anacardium D 4, D 12, D 30
Personotropie: Reizbarkeit, Boshaftigkeit, Gewalttätigkeit. Niedergeschlagen, ängstlich, widerspruchsvoll. Erschöpfung.

Funktiotropie:	Haut- und Schleimhautreizung (Bläschendermatitis, Verdauungs- und Respirationstrakt), psychotische Zustände.
Modalitäten:	Nüchternschmerz, Essensbesserung. Nachtverschlechterung.

Argentum nitricum D 12, D 30

Personotropie:	Neurastheniker, Intellektueller. Zwangsvorstellungen, Angst, Nervosität, Lampenfieber, Platzangst.
Funktiotropie:	Diarrhöe bei Streß, Verlangen nach Süßem. Linksseitigkeit. Reifartiger Kopfschmerz. Folgen von Schreck. Paroxysmen.
Modalitäten:	Besserung durch Gegendruck. Verschlechterung durch Wärme, Süßigkeiten, nachts.

Ignatia D 30, D 200

Personotropie:	Allgemeine psychische und physische Überempfindlichkeit bei unbeständigen, sensiblen, launenhaften, hysterischen Personen.
Funktiotropie:	Folge von Schreck, Ärger, chronischem Kummer, Globusgefühl, Räusperzwang. Ulkusdiathese.
Modalitäten:	Besserung durch Wärme, durch Essen, Druck und langsame Bewegung.

Kalium bichromicum D 12, D 30

Personotropie:	Hager, trocken, asthenisch, zänkisch, ängstlich, will nicht alleine sein.
Funktiotropie:	Schleimhautmittel (Magen, Luftwege, Duodenum) mit zähen Sekreten, ulzeröse Defekte, Schweißneigung.
Modalitäten:	Kälteempfindlichkeit. Besserung durch Bewegung und frische Luft.

Jodum D 12, D 30

Personotropie:	Geistige und körperliche Erschöpfung, innere Unruhe, Bewegungsdrang, Abmagerung trotz guten Appetits.

Funktiotropie:	Drüsenhypertrophie. Dunkler Habitus. Hyperthyreote Zustände, Sympathikotonus. Ulcus duodeni (sog. „Heißhungerulkus").
Modalitäten:	Verschlechterung durch Wärme, in Ruhe und nüchtern. Besserung bei Kälte, durch Essen, durch Bewegung.

Magnesium carbonicum D 12, D 30

Personotropie:	Hypochonder, Choleriker. Ausgeprägte, nervöse Reizbarkeit. Erschöpfung mit ständigem Frieren.
Funktiotropie:	Erhöhte neuromuskuläre Erregbarkeit mit Hohlorganspastik. Dünndarmdiarrhöe. Vegetative Dystonie.
Modalitäten:	Milch- und Fleischabneigung. Verlangen nach Wärme und Bewegung.

9.1.3 Syndrome von seiten der Gallenblase und der Gallenwege

Calculi biliarii D 12, D 30
Isopathikum, Depression.

Carduus marianus ∅, D 4, D 12
Venöser Stau im entero-hepatischen Kreislauf. Dickleibigkeit, Plethora. Obstipation.

Chelidonium D 4, D 12, D 30
Choleretikum, chologoge Diarrhöen. Schmerz unter dem inneren rechten Schulterblattwinkel.
Traurigkeit, Ängstlichkeit, geistige Erschöpfung.

Colocynthis D 12, D 30
Hohlorganspastik mit Druck- und Krümmungsbesserung.
Folge von plötzlichem Ärger, Verdruß, besonders bei reizbaren, aufbrausenden, leicht beleidigten Personen.

Hedera helix D 4, D 12
Cholezystopathien bei gleichzeitigem Schulter-Arm-Syndrom rechts und Struma.

Magnesium phosphoricum D 4, D 12, D 30
Kolikartige Oberbauchbeschwerden bei gleichzeitiger hyperacider Gastritis und allgemeiner vegetativer Dystonie.

Mandragora D 12, D 30
Cholezystopathien mit Blähungstendenz. Rechtsseitigkeit.
Nachtverschlechterung.
Kopfkongestionen.
Nervöser Reizzustand. Wechsel von guter Laune und depressiver Stimmung.

Mercurius dulcis D 4, D 12
Chronisch entzündliche Affektionen an Leber und Gallenblase bei lymphatischer Diathese.

Natrium sulfuricum D 4, D 12
Förderung der Cholerese, Diarrhöe, Blähungstendenz. Hydrogenoide Konstitution.
Kälte- und Feuchtigkeitsverschlechterung.

9.1.4 Syndrome von seiten des Pankreas

Calcium fluoratum D 12
Fettige Diarrhöen unmittelbar postprandial, besonders nach fetten Speisen.
Völlegefühl, Blähbauch.
Gereiztheit, Unruhe, Angst, Hast. Drüsenmittel.
Variköser Symptomenkomplex.

Chamomilla D 6, D 12, D 30
Ärgerlich, reizbar, überempfindlich.
Pankreogene Diarrhöe, abdominelle Koliken, besonders nach Ärger, Schreck, Enttäuschung, bei Alleinsein.
Besserung in Anwesenheit anderer.

Iris versicolor D 4, D 12
Hyperacidität, Übelkeit, Erbrechen, Diarrhöe, Vagotropie. Symptomatik nach starker Streßbelastung.

Jodum D 12, D 30
Pankreogene Diarrhöen. Allgemeiner hyperthyreoter Habitus.
Unruhe, Erschöpfung, Abmagerung.

Phosphorus D 12, D 30
Schmerzlose Diarrhöen, Fettstühle, Blähungen.
Allgemein bei nervösen, asthenischen Tuberkulinikern.
Blutungstendenz, Brennschmerz. Verlangen nach kalten Getränken.
Nachtverschlechterung.

9.2 Kardiovaskuläre Störungen

Bei psychosomatisch begründeten Herzstörungen sind Trennung, drohende Beziehungsstörungen, Erkrankungen, Todesfälle die auslösenden Faktoren.
Die Angst entsteht aus der Trennung von einer als Mutter erlebten Figur, welche die fehlende innere Sicherheit ersetzen muß. Daher finden sich bei Herzneurotikern gehäuft angstneurotische oder depressive Personen mit der Neigung zu anklammernder Beziehung bei allgemeinem Schonverhalten.
Innere Unruhe, anfallsartig auftretende Herzschmerzen, depressive Stimmungen, Angst vor Infarkt werden angegeben.

Beim Koronarkranken gibt es persönlichkeitstypische Verhaltensweisen, wie Leistungszwang, Konkurrenz, Prestigeverlangen, Ungeduldshaltung mit starkem Arbeitsdruck, Zeitnot und Terminängsten.

Beim Hypertoniker liegt eine Aggressionshemmung bei gesteigerter Aggressivität vor.
Die Blutdruckerhöhung entsteht bei erhöhtem Sympathikotonus im Rahmen ungelösten, gehemmten Kampf-Fluchtverhaltens.
Bei psychosozialer Belastung nimmt die Hypertoniehäufigkeit zu.

9.2.1 Syndrome von seiten des Herzens

Acidum phosphoricum D 12, D 30

Personotropie: Neurasthenischer Habitus, geistige Erschöpfung, Schwäche, Apathie, Beschwerden nach Kummer, Enttäuschung, nach übermäßiger geistig-seelischer Anspannung.
Funktiotropie: Hypotone Kreislaufstörungen mit Tachykardie.
Modalitäten: Anstrengung, Aufregung, übermäßiger sexueller Vollzug verschlechtert.
Besserung durch Schlaf.

Aconitum D 12, D 30

Personotropie: Kräftig, vollblütig, arterielle Kongestivität, angstvolle Ruhelosigkeit, besonders nachts.
Funktiotropie: Plötzlichkeit und Heftigkeit der Krankheitserscheinungen mit Tachykardien und trockener

	Hitze. Folge durch Unterdrückung von Absonderungen.
Modalitäten:	Folgen von Angst, Schreck, trockener Kälte. Besserung durch Ruhe, nach Schweißausbruch. Linksseitigkeit.

Ambra D 4, D 30

Personotropie:	Affektinkontinenz im Alter. Wechsel zwischen größter Erregtheit und depressiver Gleichgültigkeit; formale und inhaltliche Denkstörungen; sexuelle Neurasthenie.
Funktiotropie:	Herzsensationen bei allgemeiner Überempfindlichkeit und Schlafstörungen.
Modalitäten:	Wärmeverschlechterung.

Ammonium muriaticum D 12, D 30

Personotropie:	Blasse, adipöse, hydrogenoide Konstitution mit hysterischen, depressiven Charakterzügen. Folge von langjähriger Sorge und unlösbarem Kummer.
Funktiotropie:	Vasomotorenschwäche, Kältegefühl (Rücken), Anfälligkeit der Atemwege mit Heiserkeit. Linksseitigkeit. Ischialgie (Verschlechterung durch Sitzen), Verkürzungsgefühl der Sehnen.
Modalitäten:	Morgenverschlechterung, Verschlechterung durch Kälte und Feuchtigkeit.

Argentum nitricum D 12, D 30

Personotropie:	Hagere, sehnige, trockene, dunkle Personen mit großer Reizbarkeit und Empfindlichkeit, Angst (Platzangst, Höhenangst).
Funktiotropie:	Paroxysmale Tachykardien, besonders infolge von Schock und Schreckerlebnissen. Diarrhöe bei Streßbelastungen. Unverträglichkeit von Süßem bei Verlangen danach. Gasteroenteropathien auf nervöser Basis. Affektionen im Bereich von Haut und Schleimhautgrenzen mit Splitterschmerz.

Modalitäten:	Besserung durch Gegendruck. Morgenverschlechterung. Verschlechterung durch Streß, Süßigkeiten.

Calcium phosphoricum D 12, D 30, D 200

Personotropie:	Asthenischer Lymphatiker. Ängstlich, schwach, zartgliederig, lebhaft, nervös, Gewitterangst.
Funktiotropie:	Herzschmerzen und Herzklopfen bei Anspannung, Atemnot bei Belastung. Morbus Scheuermann, Schulkopfschmerz, Hinterhauptkopfschmerz mit Ausstrahlung nach vorne.
Modalitäten:	Kälte, Feuchtigkeit, geistige und körperliche Arbeit verschlechtern. Empfindlichkeit auch bei Gewitter und bei Neumond.

Chamomilla D 12, D 30, D 200

Personotropie:	Überempfindlichkeit gegenüber Schmerzen bei allgemeiner Reizbarkeit, Nervosität, Launenhaftigkeit. Folgen von akutem Ärger.
Funktiotropie:	Vegetatives Nervensystem mit Affektlabilität. Tachykardie mit Kongestion, Rötung der linken Wange. Zahnungsbeschwerden, Nabelkoliken, Diarrhöe.
Modalitäten:	Wärme- und Nachtverschlechterung. Besserung in Anwesenheit anderer.

Coffea D 4, D 6, D 200

Funktiotropie:	Herzklopfen bei Nervosität, Gedankenzudrang, Lebhaftigkeit, Aufregung, Wachträumen, Sympathikotonus.
Modalitäten:	Verschlechterung nach Tabak-, Alkohol- und Kaffeemißbrauch.

Ignatia D 30, D 200

Personotropie:	Nervöse Erregungszustände bei sensiblen, launenhaften und unausgeglichenen Personen
Funktiotropie:	Herzstörungen, Dyskardien, Palpitationen infolge chronischen Kummers, durch Schreck,

	Ärger, Partnerverlust in Verbindung mit neurotischen Symptomen von seiten des Magen-Darm-Trakts.
Modalitäten:	Verschlechterung durch Reiz- und Genußmittel.

Kalium carbonicum D 12, D 30, D 200

Personotropie:	Angstvoll, verzagt, Sorge um die Zukunft, Schwäche, Adynamie, Schweißtendenz.
Funktiotropie:	Tachykardie, stechende Schmerzen mit Ausstrahlung zum Rücken. Elektrolytstörungen (Hypokaliämie).
Modalitäten:	Verschlechterung gegen 3 Uhr morgens. Wärmebesserung.

Lachesis D 12, D 30

Personotropie:	Exaltierte, aggressive, geschwätzige Personen.
Funktiotropie:	Hormonelle Störungen (z. B. klimakterisches Syndrom). Gefäßaktivität, Tendenz zu entzündlichen Prozessen. Globusgefühl im Hals.
Modalitäten:	Linksseitigkeit, Exkretionsbesserung. Hitzeverschlechterung, Verschlechterung durch Schlaf, morgens.

Lilium tigrinum D 6, D 12, D 30

Funktiotropie:	Nervöse Herzbeschwerden in Verbindung mit Symptomatik hormoneller Dysregulation (z. B. Klimakterium). Senkungsbeschwerden. Bandgefühl des Herzens.
Modalitäten:	Bewegungsbesserung.

Naja tripudians D 12, D 30

Funktiotropie:	Organotropie des Herz- und Kreislaufsystems durch Einwirkung über die autonomen Ganglien des Rückenmarks. Tachykarde Herzrhythmusstörungen. Angina pectoris, Schmerzausstrahlung in den linken Arm, Kreislaufkollaps.
Modalitäten:	Verschlechterung durch Schlaf und Linksseitenlage.

9.2.2 Hypertonie

Aconitum D 12, D 30

Personotropie:	Kräftiger, kongestiver Typus.
Funktiotropie:	Plötzliches Auftreten der Symptome mit ausgeprägter Angst und Unruhe. Folge von Schreck, kaltem, trockenem Wind sowie auch infolge von Unterdrückung von Absonderungen. Trockenes Fieber.
Modalitäten:	Nachtverschlechterung. Besserung bei Eintreten des Schweißes.

Arnica D 6, D 12, D 30

Personotropie:	Athletischer Habitus.
Funktiotropie:	Hypertonie bei allgemeiner Gefäßsklerose. Traumamittel. Große Unruhe bei Schmerzen mit Berührungsempfindlichkeit, Zerschlagenheitsgefühl.
Modalitäten:	Bewegungsverschlechterung.

Aurum D 30, D 200

Personotropie:	Melancholisch, depressiver Pykniker.
Funktiotropie:	Plethora, Kongestion mit Hitzegefühl, Herzklopfen mit Angst und Unruhe.
Modalitäten:	Hypertonie als Folge von seelischen Insulten. Verschlechterung durch Kälte, nachts und in Ruhe. Besserung bei Wärme und leichter Bewegung. Rechtsseitigkeit.

Barium carbonicum D 30, D 200

Personotropie:	Ängstliche, schüchterne Persönlichkeit. Vorzeitiger Persönlichkeitsabbau im Rahmen spätlymphatischer Prozese (Sklerose, Atrophie).
Funktiotropie:	Altershochdruck.
Modalitäten:	Linksseitenlage verschlechtert.

Lachesis D 12, D 30

Funktiotropie: Roter Hypertonus im Rahmen hormoneller Störungen (vorwiegend Klimakterium).

Modalitäten: Linksseitigkeit der Beschwerden. Verschlechterung durch Hitze und Schlaf.

9.3 Asthma bronchiale

Dem emotional bedingten Asthma bronchiale liegen infantile Persönlichkeitsstrukturen zugrunde mit ambivalenter Beziehung zur mütterlichen Figur: einerseits starker Drang zur Verschmelzung mit der Mutterfigur, andererseits Angst vor zu großer Nähe.

Arsenum D 30, D 200

Personotropie: Leptosomer Habitus, grazil, pedantisch, unruhig, nervös.
Funktiotropie: Tiefgreifendes Konstitutionsmittel mit Auswirkungen auf alle drei Keimblätter, brennende Beschwerdesymptomatik.
Modalitäten: Periodizität, Durst.
Nachtverschlechterung.
Wärmebesserung.

Calcium carbonicum D 30, D 200

Personotropie: Pastöser, phlegmatischer Habitus, Trägheit im körperlich-geistigen Bereich, passiv, entschlußlos, ängstlich, sorgenvoll, pessimistisch.
Funktiotropie: Lymphatismus, Obstipation, Störungen des Calciumhaushaltes.
Modalitäten: Kälte- und Feuchtigkeitsverschlechterung, Rechtsseitigkeit.

Hepar sulfuris D 30, D 200

Personotropie: Lymphatische Konstitution, Überempfindlichkeit auf äußere Eindrücke, ärgerlich, reizbar, empfindlich.
Funktiotropie: Neigung zu Erkältungen bei großer Kälte und Luftzugempfindlichkeit, Tendenz zu purulenten Entzündungen. Berührungsempfindlichkeit.
Modalitäten: Kälteverschlechterung.
Besserung durch Feuchtigkeit.

Kalium carbonicum D 30, D 200

Personotropie: Hydrogenoide Konstitution, reizbares, ärgerliches Gemüt bei furchtsamen Menschen.
Sorge um die Zukunft, will nicht allein sein.

Funktiotropie:	Adynamie, Schweißneigung, stechende Schmerzen. Störungen des Kaliumhaushaltes.
Modalitäten:	Verschlechterung morgens 3 Uhr durch Kälte. Wärmebesserung.

Natrium sulfuricum D 12, D 30

Personotropie:	Melancholische Stimmung, Depression.
Funktiotropie:	Organotropie zu den gallenableitenden Wegen, Diarrhöe, Meteorismus. Harnsaure Diathese. Vikariation asthmatischer Symptomatik mit abdominellen Störungen.
Modalitäten:	Nässe und Kälte verschlechtern.

9.4 Funktionelle Dickdarmstörungen

Störungen des internen Verdauungstraktes werden geprägt durch den Konflikt zwischen der Tendenz des Zurückhaltens und Hergebens.
Pedantischer Typus, affektive Verschlossenheit.

Bei der Kolitis besteht der zentrale Konflikt meist in einem symbiontischen Abhängigkeitsverhältnis zu einer psychopathologischen Mutterfigur bei asthenischen, zwanghaften Persönlichkeiten mit übergewissenhaftem Verhalten.
Aggressive Äußerungen werden, um die Symbiose nicht zu bedrohen, vermieden.
Auslösender Faktor für Rezidive sind Bedrohungen dieses Beziehungsverhältnisses.
Wichtig für den therapeutischen Erfolg scheint ein stabiles Patient-Arzt-Verhältnis zu sein.

9.4.1 Obstipation

Calcium carbonicum D 30, D 200

Personotropie:	Pastös, phlegmatisch, träge, verspätete geistig-seelische Entwicklung. Ängstlich, pessimistisch, passiv.
Funktiotropie:	Obstipation, vor allem bei Kindern und Jugendlichen. Lymphatische Diathese. Schweißneigung.
Modalitäten:	Verschlechterung durch Kälte, Nässe, körperliche und geistige Anstrengungen. Besserung durch Wärme, leichte Bewegung. Rechtsseitigkeit.

Graphites D 30, D 200

Personotropie:	Depressive Stimmungslage bei hyperthyreotem Habitus.
Funktiotropie:	Atonische Obstipation. Adipös, kalte, pastöse Haut, Frostigkeit. Trockene Haut und Schleimhäute mit Rhagaden.

Modalitäten:	Kälteverschlechterung. Wärmebesserung.

Natrium chloratum D 200

Personotropie:	Hauptmittel bei chronischer Kummersituation mit reizbarer, gedrückter Stimmung bei hageren, anämischen, blassen Personen. Isolationstendenz.
Funktiotropie:	Endokrine, hypophysäre Insuffizienz, 11-Uhr-Schwäche. Trockenheit von Haut und Schleimhäuten.
Modalitäten:	Anstrengungen schwächen. Besserung durch Ruhe, Liegen.

Sepia D 30, D 200

Personotropie:	Hagerer, dunkler Habitus. Depressive, ängstliche Stimmungslage. Affektive Indifferenz, Gleichgültigkeit.
Funktiotropie:	Hypophysär-ovarielle Insuffizienz mit Regelanomalien. Hypotonie. Hormonell abhängige Pigmentveränderung. Obstipation, venöse Insuffizienz, Hämorrhoiden, Senkungsbeschwerden.
Modalitäten:	Verschlechterung durch Kälte, Essen sowie während der Menses.

9.4.2 Kolitis

Acidum phosphoricum D 4, D 12, D 30

Personotropie:	Asthenischer Typus, extremer, stuporöser Schwächezustand.
Funktiotropie:	Schmerzlose, wäßrige Diarrhöe, besonders in Verbindung mit Aufregungen, Emotionen, Enttäuschung.
Modalitäten:	Verschlimmerung nachts, morgens.

Argentum nitricum D 12, D 30

Personotropie:	Hagerer, intellektueller, nervöser Typus.

Funktiotropie:	Diarrhöe vor aufregenden Ereignissen. Plötzlicher Stuhldrang, Stühle mit Speiseresten und Schleimfetzen durchsetzt, Blähungskoliken.
Modalitäten:	Verlangen nach Süßem mit Unverträglichkeit.

Arsenicum album D 30

Personotropie:	Leptosom, nervös, empfindlich, pedantisch.
Funktiotropie:	Tenesmen, Brennschmerz, Erschöpfung, Schwäche.
Modalitäten:	Nachtverschlechterung, Periodizität, Kälteempfindlichkeit, Durst nach warmen Getränken. Wärmebesserung.

Pulsatilla D 12, D 30

Personotropie:	Empfindsame, scheue Personen, meist Frauen, leicht zu Tränen gerührt. Folgen von Enttäuschung, Kummer.
Funktiotropie:	Wäßrige Diarrhöe, wechselnde Farbe, meist schmerzlos. Ovarielle Insuffizenz. Venosität.
Modalitäten:	Fettunverträglichkeit. Kältebesserung.

9.5 Anorexia nervosa

Bei der Anorexie spielt sich der Konflikt meist in Beziehung zu einer überprotektiven Mutter ab (auch als Symptom einer endogenen Psychose möglich).
Ablehnung der weiblich-mütterlichen Rolle mit Verneinung von weiblichem Habitus, Sexualität, Gravidität, Regression in oralkaptative-aggressive Bereiche.

Symptome der Nahrungsverweigerung mit extremer Gewichtsabnahme, sekundärer Amenorrhöe, Obstipation, demonstratives Verhalten in der Nahrungsverweigerung bei sonst fügsamem Verhalten und äußerlicher Betriebsamkeit.

Ignatia D 200

Personotropie:	Hauptmittel bei empfindsamen, überempfindlichen, unbeständigen Personen. Rascher Stimmungswechsel, hysteroide Symptomatik.
Funktiotropie:	Anorexie als Folge von Kummer, Ärger, Schreck. Globusgefühl. Hohlorganspasmen bei nervöser Erregung. Ulkusdiathese.
Modalitäten:	Besserung durch Wärme, Druck, Bewegung. Verschlechterung durch Reizmittel.

Natrium chloratum D 200

Personotropie:	Isolationstendenz bei hyperthyreotem Habitus. Folgen von chronischem Kummer, Ärger, Eifersucht. Verlust-Syndrom. Depression.
Funktiotropie:	Hypophysäre Insuffizienz. Amenorrhöe. Trockenheit von Haut und Schleimhäuten mit Obstipation. Hypotonie, Schwäche.
Modalitäten:	Salzverlagen, 11-Uhr-Schwäche. Kälte und Sonnenhitze verschlechtern. Besserung in Ruhe, im Liegen.

9.6 Fettsucht

Der Fettsucht liegt eine Störung des Sättigungsgefühls zugrunde in Verbindung mit Unreife, Frustration (Essen als Ersatzgratifikation), Depression (Essen als Schutz vor Ausbruch depressiver, auch hysterischer Attacken), Schuldgefühlen, Süchten (süchtige Bindung an Essen als einem Symbol für Liebe, Sicherheit, Zuneigung).
Verleugnungstendenzen des Patienten bezüglich Krankheitswert, Aussehen.

Barium carbonicum D 30, D 200
Personotropie: Zurückgeblieben geistige und körperliche Entwicklung. Ratardierte Persönlichkeit.
Mangelnde Auffassungsgabe und Anteilnahme, änstlich, schüchtern.
Funktiotropie: Organotropie zu Herz- und Gefäßsystem. Spätlymphatismus.
Modalitäten: Verschlechterung durch Kälte und Nässe.

Calcium carbonicum D 30, D 200
Personotropie: Schwerfälligkeit im Denken und Handeln, Entschlußlosigkeit, rasche Ermüdbarkeit, Schwäche, Mutlosigkeit, Pessimismus, ängstlich.
Funktiotropie: Lymphatischer, pastöser Habitus,
Störungen des Calciumhaushalts, Frostigkeit, Schweißneigung, Obstipation.
Modalitäten: Verschlechterung bei Kälte und Nässe und durch Anstrengungen.
Besser in Wärme, Trockenheit und Ruhe.

Capsicum D 12, D 30
Personotropie: Indolente Persönlichkeiten, plump, schwach, träge, eigensinnig, mißtrauisch, leicht beleidigt. Heimweh.
Funktiotropie: Brennende Schleimhautaffektionen im Bereich der Orificien.
Modalitäten: Rechtsseitigkeit.
Nachtverschlechterung. Berührungsempfindlichkeit.
Wärmebesserung.

Graphites D 12, D 30, D 200

Personotropie:	Hyperthyreoter Habitus, phlegmatisch, depressiv, besorgt, zerstreut, empfindlich.
Funktiotropie:	Trockenheit der Haut, Rhagadenbildung, Dyspepsie, atonische Obstipation, Frostigkeit.
Modalitäten:	Kälteverschlechterung. Wärmebesserung.

Kalium carbonicum D 6, D 12, D 30

Personotropie:	Reizbar, überempfindlich, änstlich, unruhig, exzentrisch, braucht die Gegenwart anderer.
Funktiotropie:	Umschriebene, stechende Schmerzen, Schweißneigung, Schwäche, Störungen des Kaliumhaushalts.
Modalitäten:	Kälteverschlechterung, Verschlechterung zur 3-Uhr-Zeit.

9.7 Hautstörungen

Bei konstitutioneller Bereitschaft zu Hauterkrankungen spielen unspezifische, emotionelle Faktoren als Auslöser eine Rolle.
Beim neurodermitischen Ekzem treten Besserung und Verschlechterung in Abhängigkeit vom seelischen Zustand in Erscheinung, Vermissen von Zuwendung, Begehren nach Aufmerksamkeit.
Bei Urtikaria finden sich oft frühkindliche Frustrationen. Im Verhalten zeigen sich aggressive oder auffallend gefällige, rücksichtsvolle Verhaltensweisen.
Pruritus tritt bei Spannungen, Angst und unterdrückter Aggression in Erscheinung.
Lustgewinn durch Kratzen.
Bei sexuellen Konflikten genitaler und analer Pruritus.
Hyperhidrosis und Akrozyanose bei Kontaktstörungen, Angst.

9.7.1 Hyperhidrosis

Acidum sulf. D 6, D 12
Profuse Schweiße bei Alkoholismus, Klimakterium.

Calcium carb. D 12, D 30, D 200
Schweiße am Kopf, Nacken, Stamm sowie Händen und Füßen, besonders bei lymphatischer Konstitution.
Störungen im Calciumhaushalt.
Feuchtigkeitsverschlechterung. Obstipation.

China D 12, D 30
Schweiße in der Rekonvaleszenz, bei Schwäche, nach unphysiologischem Säfteverlust.

Jaborandi D 4
Symptomatikum bei Vagotonie.

Kalium carbonicum D 12, D 30
Konstitutionsmittel bei schwachen, adynamischen Menschen.
Störungen im Kaliumhaushalt.
Allgemeine Verschlechterung um 3 Uhr.

Mercurius solubilis D 30
Nächtliche, klebrige Schweiße bei chronischen Infekten.

Lymphadenopathie.
Diarrhöe, Tenesmen.

Natrium carb. D 12, D 30
Hydrogenoides Mittel mit Schweißen vorwiegend im Handbereich bei allgemeiner neurovegetativer Dystonie.

Sambucus nigra D 4
Symptomatisch bei Nachtschweiß.

Silicea D 12, D 30
Partielle Schweiße, Schwäche, Frostigkeit, Wärmeverlangen, Obstipation.
Chronische Eiterungsprozesse.

Thuja D 30
Schweiße an bedeckten Körperstellen bei hydrogenoider Konstitution.
Tendenz zu rezidivierenden Adnexitiden.
Proliferative Haut- und Schleimhautaffektionen (Warzen, Condylomata).

9.7.2 Pruritus

Anacardium D 6, D 12
Juckende Dermatitiden.

Arsenicum album D 30
Verschlechterung nachts, allgemeine Unruhe, Brennschmerz.

Caladium Sequinum D 4
Genitaler Pruritus.

Dolichos pruriens D 4
Symptomatikum.

Platinum D 30, D 200
Pruritus genitalis, Nymphomanie.

Psorinum D 200
Nosode bei psorischer Diathese.

Sepia D 30, D 200
Konstitutionsmittel, Pruritus genitalis.

Sulfur D 30, D 200
Reaktionsmittel und Umstimmungsmittel bei fast allen juckenden Hauterscheinungen angezeigt.

Urtica urens D 4
Symptomatikum bei juckendem urtikariellem Exanthem.

9.7.3 Akrozyanose RAYNAUD

Agaricus D 6, D 12
Angiospasmus nach Kälteeinwirkung.

Pulsatilla D 6, D 12, D 30
Acrocyanosis puellarum.

Secale D 6, D 12, D 30
Gefäßspasmen, Parästhesien. Wärmeverschlechterung.

Tabacum D 6, D 12, D 30
Vagusneurosen.
Kollaptische Kreislaufverhältnisse mit Zentralisation.

9.7.4 Urtikaria

Acidum formicicum D 6, D 12
Allergische Urtikaria.

Anacardium D 4, D 12
Urtikaria nach seelischer Erregung.
Duodenalsyndrom.

Antimonium crudum D 6
Urtikarielles Exanthem nach Hitze und Sonneneinwirkung.
Nutritive Allergie.
Weiße Zunge.

Apis D 4, D 6, D 12
Urtikaria mit stechenden Schmerzen, brennend, berührungsempfindlich, Oligurie.
Kältebesserung.
Durstlosigkeit.

Arsenicum album D 12, D 30
Urtikarielles Exanthem mit brennenden Schmerzempfindungen.
Nachtverschlechterung.
Unruhe.

Calcium carb. D 12, D 30, D 200
Lymphatische Diathese.

Dulcamara D 6, D 12, D 30
Kälte-Urtikaria.

Ignatia D 30
Hysteroide Symptomatik.

Medusa D 4
Angioneurotisches Ödem.

Staphisagria D 12, D 30
Psychogene Urtikaria.

Urtica urens D 4
Symptomatikum.

9.7.5 Neurodermitisches Ekzem

Eine ausführliche Darstellung der Behandlung des Ekzems würde diesen Rahmen sprengen.
Im Sinne der Konstitutionstherapie kommen sämtliche Polychreste zur Behandlung in Betracht. Insbesonders ist hier nach STAUFFER zu denken an:
Antimonium crudum, Arsenicum album, Calcium carbonicum, Carbo vegetabilis, Hepar sulfuris, Mercurius solubilis, Sepia, Silicea und Sulfur sowie an die Nosoden Tuberculinum und Psorinum.

Sind seelische Faktoren auslösend für das Auftreten eines Rezidivs, so ist an einschlägige Mittel zu denken:

Ammonium mur. D 12, D 30	Chronischer Kummer.
Apis D 12, D 30	Folge sexueller Frustration.
Argentum nitricum D 12, D 30	Schreckfolge.
Ignatia D 30, D 200	Hysterie, stiller Kummer.
Lachesis D 30, D 200	Eifersucht.
Natrium chloratum D 200	Enttäuschung, Isolation.
Opium D 12, D 30	nach Schreck.
Pulsatilla D 30, D 200	Enttäuschung, Kummer.
Staphisagria D 12, D 30	Folge von Ärger.

Bezüglich der symptomatischen Therapie sei verwiesen auf „Homöotherapie der Hautkrankheiten" von W. ZIMMERMANN, SONNTAG Verlag Stuttgart, 2. Auflage, 1987.

9.8 Neurodermitis

Die Neurodermitis ist ein psychosomatisches Syndrom. Auf dem Boden einer angeboren trockenen Haut kann sich unter verschiedenen Einflüssen das typische Bild der neurodermitischen Hautentzündung entwickeln.

Grad der Entzündung, Lokalisation, reparative Hautveränderungen, Kratzeffekte und Superinfektionen bewirken die Vielgestaltigkeit der Symptomatik.

Im Vordergrund der Faktoren, welche den Verlauf des Krankheitsbildes bestimmen, stehen Streß, Frustration, unbewältigte Konflikte der Eltern-Kind-Beziehung, der Partnerbeziehung, Situationen der Ausweglosigkeit, Lebenskrisen im weitesten Sinne. Daneben spielen allergische Prozesse bei der Neurodermitis eine besondere Rolle: Nahrungsmittelallergien unterschiedlicher Art und Klassifikation, Nahrungsmittelunverträglichkeiten sowie Unverträglichkeiten gegen Zusatzstoffe spielen eine sehr große Rolle. Selbstverständlich bezieht sich hier der Begriff Allergie und Unverträglichkeit nicht nur auf die Ernährung, sondern auch auf Allergien anderer Art, z. B. Antibiotika, Pollinosis usw.

Weitere Faktoren, welche die Neurodermitis auslösen oder unterhalten können, sind z. B. hormonelle Einflüsse (Pubertät, Pille, Klimakterium, Schwangerschaft), Impfungen, medikamentöse Dauertherapien, fokale Belastungen, Narben im Sinne des Störfeldes, Symbiosestörungen.

Es erfordert sehr viel Erfahrung und Spürsinn, ätiologisch bedeutsame Faktoren der Neurodermitis zu erfassen. Je nachdem ist die Therapie unterschiedlich zu akzentuieren: spielt bei einem Patienten die Ernährung eine größere Rolle, so ist es bei dem anderen mehr die Psychotherapie. In jedem Fall aber ist die Homöopathie eine sehr wertvolle Bereicherung der medikamentösen Therapie der Neurodermitis.

9.8.1 Konstitutionsmittel

Antimonium crudum D 12, D 30
Hauptmittel bei trockener Haut, Ichthyosis, Hyperkeratosen der Hautflächen und Fußsohlen; Harnsaure Diathese, Gastritis, belegte Zunge.

Arsenicum album D 30, D 200
Nachtverschlechterung mit Angst und Unruhe. Seröse Hautentzündung, Brennschmerz, blutet leicht beim Kratzen. Großer Durst.

Calcium carbonicum D 30, D 200
Hauptmittel bei pastösen, phlegmatischen Kindern, lymphatischer Habitus, Schweißneigung.

Carbo vegetabilis D 12, D 30
Dermatitis auf dem Boden venöser Insuffizienz. Ausgeprägter Meteorismus. Besserung bei Kälte.

Hepar Sulfuris D 12, D 30
Eiterung. Besser durch Feuchtigkeit. Empfindlich, ärgerlich, reizbar.

Ignatia D 30, D 200
Typus mit wechselhaften Gemütsstimmungen, Globusgefühl, Reizhusten, Krankheitsfolgen durch chronischen Kummer, Überlastung, Ärger.

Kalium bichromicum D 12, D 30
Asthenischer Habitus, trockene Haut, auf der sich neurodermitische Symptome zeigen. Girlanden- und punktförmige knötchenhafte Indurationen. Schweißneigung. Besser durch Bewegung.

Lachesis D 12, D 30, D 200
Neurodermitis und Allergien unter hormonellen Einflüssen bei emotional lebhaften, leicht erregbaren Personen, meist Frauen. Linksseitigkeit, Schlafverschlechterung, Hitzeunverträglichkeit.

Luesinum D 200
Nosode bei Nachtverschlechterung, Depression mit Suizidgedanken.

Lycopodium D 30, D 200
Zwanghafte, ehrgeizige Personen, geistig beweglich, kontaktfreudig. Hepatho-Gastropathien, Obstipation, Völlegefühl und Blähungen. Rechtsseitigkeit der Symptomatik, Verschlechterung am Spätnachmittag.

Magnesium phosphoricum D 12, D 30
Krampf- und Neuralgiemittel, vegetative Dystonie, abdominelle Koliken.

Mercurius solubilis D 12, D 30
Hautmittel chronisch-entzündlicher Prozesse mit reaktiver Lymphadenopathie, Nachtschweiß, nächtliche Unruhe, Speichelfluß.

Natrium muriaticum D 30, D 200
Chronischer Kummer, Verlustsyndrom, Isolationstendenz, Depression. Trockene Haut, Hagerkeit, Obstipation, Trockenheit der Schleimhäute, Schwäche, Anämie.

Nux vomica D 12, D 30, D 200
Allgemeine Reizbarkeit, Reizmittelabusus, Folge von Arzneimittelmißbrauch. Gastropathie, Obstipation, Morgenverschlechterung.

Phosphorus D 12, D 30
Neurovegetativ stigmatisierte Person, Übererregbarkeit, geistige und körperliche Schwäche, leichte Erschöpfung. Blutungstendenz, Nachtverschlechterung mit Unruhe, Angst.

Pulsatilla D 12, D 30
Empfindlicher, nachgeblicher Typus mit Neigung zu Depression. Veneninsuffizienz, endokrine Insuffizienz. Durstlosigkeit, Fettabneigung, Neigung zu Diarrhoe, Linksseitigkeit, Bewegungsbesserung, Verschlechterung durch Ruhe und Wärme.

Sepia D 12, D 30
Hagerer, maskuliner Typus, Karrieretyp, endokrine Insuffizienz mit hormonell bedingten Pigmentveränderungen. Obstipation, Hämorrhoiden, Senkungsbeschwerden. Trockenheit der Schleimhäute.

Sulfur D 30
Reaktionsmittel. Nicht im akuten Schub einer Neurodermitis. Folge chron. Unterdrückungsbehandlung. Eigenbrötlerische, unordentliche Personen. Brennende, gerötete Körperöffnungen. Schwächephasen um 11 Uhr und 17 Uhr.

Thuja D 12, D 30
Hauptmittel bei Impffolgen. Hydrogenoide Konstitution. Schweiße, Diarrhoe, Frostigkeit, Verschlechterung durch Nässe und Kälte, Warzen.

Tuberculinum D 200
Konstitutionsmittel bei lymphatischer Diathese. Lymphknotenschwellungen, Schwäche, Erschöpfbarkeit.

Zincum metallicum D 30, D 200
Reaktionsmittel geistig-seelischer Störungen (Tremor, Depression usw.). Nach suppressiver Hautbehandlung.

9.8.2 Seelische Faktoren

Ammonium muriaticum D 30
Chronischer Kummer

Apis D 30
Folge sexueller Frustration

Argentum nitricum D 30
Schreckfolge

Ignatia D 30
Stiller Kummer

Lachesis D 30
Eifersucht

Natrium muriaticum D 30, D 200
Enttäuschung, Isolation

Opium D 30
Schreckfolge, nach Schock

Pulsatilla D 30, D 200
Enttäuschung, Kummer

Staphisagria D 30
Ärger, Frustration

9.8.3 Bakterielle Superinfektion

Antimonium crudum D 12, D 30
Gesicht, Mundpartie, Brust, Gelenkbeugen

Hepar sulfuris D 12, D 30
Abszedierender Verlauf, Panaritium

Carbo vegetabilis D 12, D 30
Eiterungen bei venösen Stauungen

Graphites D 12, D 30
Impetigo

Pulsatilla D 12, D 30
Eiterung ohne typische Lokalisation, endokrine Störungen, Venosität

9.9 Allergien

Nach dem heutigen Kenntnisstand werden Allergien, mit einem gewissen Recht, nicht zu den psychosomatischen Erkrankungen gerechnet. Warum sie trotzdem an dieser Stelle aufgeführt werden ist in der Erfahrung begründet: *ein Allergen allein macht noch keine Allergie!*
Entscheidend sind zusätzlich auftretende auslösende Faktoren, damit die allergische Krankheit klinisch manifest werden kann. Und hier können psychische Faktoren eine entscheidende Rolle spielen. Nach meiner Erfahrung ist dies sogar bei den meisten Patienten der Fall. Nahezu alle psychosomatisch relevanten Faktoren können auslösende Qualität besitzen. Deshalb kann nur die homöopathische Anamnese (wie immer) wahlanzeigend für das homöopathische Mittel sein. Die dargestellten Arzneien stellen eine persönliche Auswahl häufiger angezeigter Homöopathika dar.

Apis D 12, D 30
Urticarielle allergische Exantheme. Rechtsseitigkeit. Insektenallergie. Ovarialzysten. Geistige und körperliche Unruhe. Ödem. Durstlosigkeit, große Berührungsempfindlichkeit. Hitzeverschlechterung. Besserung durch Kälte, kalte Auflagen, frische Luft.

Argentum nitricum D 12, D 30
Allergische Reaktionen im Bereich des Magen-Darm-Traktes, Nahrungsmittelallergie. Anfälligkeit von Haut/Schleimhautgrenzen. Folge von Angst- und Schreckerlebnissen; Diarrhoe bei seelischer Erregung. Süßigkeitenunverträglichkeit.

Calcium carbonicum D 12, D 30, D 200
Lymphatischer Habitus, pastös, korpulent. Neigung zu Schwitzen, Obstipation, Trägheit. Kälte und Nässeverschlechterung. Wärmebesserung. Als vereinzelte Zwischengabe bei jeder allergischen Erkrankung nützlich.

Ignatia D 12, D 30, D 200
Allergische Erkrankung infolge von chronischem Kummer speziell bei Partnerverlust. Wechselhafte Stimmungslage, Neigung zu Gastro-Duodenopathien, Globusgefühl.

Galphimia glauca D 4, D 6, D 12
Antiallergicum bei allergischer Sinubronchitis, Konjunktivitis, Tracheitis.

Kalium bichromicum D 12, D 30
Trockene papulöse Effloreszenzen. Schweißneigung. Schleimhautmittel bei Schleimhautallergien mit zähen Sekreten.

Natrium sulfuricum D 12, D 30
Schleimhautallergien, Nahrungsmittelunverträglichkeit mit wäßrigen Diarrhoen. Vegetative Dystonie.

Nux vomica D 12, D 30
Reaktionsmittel bei medikamentösen Allergien unterschiedlicher Art.

Phosphorus D 12, D 30
Neurasthenischer Habitus, Nervosität, Überempfindlichkeit, rasche Erschöpfung bei geistiger Anstrengung, Ängste.

Pulsatilla D 12, D 30
Eifersucht, Enttäuschung, meist bei empfindlichen, nachgiebigen Menschen, depressive Neigungen. Veneninsuffizienz.

Sepia D 12, D 30
Neuroendokrine Insuffizienz, hagerer Typus. Pigmentveränderungen. Allergien bei hormonellen Behandlungen, im Klimakterium.

Sulfur D 12, D 30
Reaktionsmittel in seltenen kargen, am besten in LM-Potenzen. Nicht im akuten Stadium allergischer Erkrankungen!

Tuberculinum D 200
Konstitutionsmittel bei lymphatischer Diathese.

Kurzgefaßte Arzneimittellehre

Acidum hydrofluoricum D 12, D 30
    Gehobene Stimmung Fröhlichkeit, Schwäche, Schläfrigkeit und Müdigkeit, Tonikum. Fisteln. Knochennekrosen.

Acidum phosphoricum D 12, D 30

Personotropie: Neurasthenischer Habitus, geistige Erschöpfung, Schwäche, Apathie, Beschwerden nach Kummer, Enttäuschung, nach übermäßiger geistig-seelischer Anspannung.

Funktiotropie: Hypotone Kreislaufstörungen mit Tachykardie. Neigung zu kapillären Blutungen. Schmerzlose wäßrige Diarrhöe, besonders nach Aufregung, Emotionen, Enttäuschungen.

Modalitäten: Anstrengung, Aufregung, übermäßiger sexueller Vollzug verschlechtert.
Besserung durch Schlaf.

Acidum picrinicum D 6
    Folgen von Überanstrengung, Kummer, Sorgen, bei geistigen, sexuellen Schwächezuständen, Narkosefolgen.

Aconitum D 12, D 30

Personotropie: Kräftig, vollblütig, arterielle Kongestivität, angstvolle Ruhelosigkeit, besonders nachts.

Funktiotropie: Plötzlichkeit und Heftigkeit der Krankheitserscheinungen mit Tachykardien und trockener Hitze. Folge durch Unterdrückung von Absonderungen.

Modalitäten: Folgen von Angst, Schreck, trockener Kälte. Besserung durch Ruhe, nach Schweißausbruch. Linksseitigkeit. Nachtverschlechterung.

Agaricus D 30

Personotropie: Veränderlich, reizbar, depressiv. Verspätete Entwicklung des Gehirns, schlechtes Gedächt-

	nis. Hemmungen, Ungeschicklichkeit, Plumpheit in geistiger wie körperlicher Hinsicht, spätes Sprechen und Laufenlernen der Kinder.
Funktiotropie:	Unfreiwillige Muskelkontraktionen, Zittern, Lidspasmen, Eisnadelgefühl. Atropinähnliche Wirkung, Vaguserregung, Halluzinogen.
Modalitäten:	Verschlechterung durch Kälte und geistige Anstrengung.

Alumina D 12, D 30

Personotropie:	Eingeschränktes geistiges und seelisches Leistungs- und Erlebnisvermögen. Trockenheit, Magerkeit, Schwäche. Vergeßlichkeit.
Funktiotropie:	Haut und Schleimhaut kalt und trocken. Schwindel wie betrunken, besonders beim Augenschließen. Spinnwebengefühl im Gesicht, Kribbeln und Ameisenlaufen, Taubheit, Band- und Gürtelgefühl, Schwäche und Lähmung, Verstopfung.
Modalitäten:	Unverträglichkeit von Kartoffeln (= Solanaceae), führt zu weiterer Schleimhauttrockenheit.

Ambra D 4, D 30

Personotropie:	Affektinkontinenz im Alter. Wechsel zwischen größter Erregtheit und depressiver Gleichgültigkeit; formale und inhaltliche Denkstörungen; sexuelle Neurasthenie.
Funktiotropie:	Herzsensationen bei allgemeiner Überempfindlichkeit und Schlafstörungen.
Modalitäten:	Wärmeverschlechterung, schlechter in Gegenwart anderer.

Ammonium muriaticum D 12, D 30

Personotropie:	Blasse, adipöse, hydrogenoide Konstitution mit hysterischen, depressiven Charakterzügen. Folge von langjähriger Sorge und unlösbarem Kummer.

Funktiotropie:	Vasomotorenschwäche, Kältegefühl (Rücken), Anfälligkeit der Atemwege mit Heiserkeit. Linksseitigkeit. Ischialgie (Verschlechterung durch Sitzen), Verkürzungsgefühl der Sehnen.
Modalitäten:	Morgenverschlechterung, Verschlechterung durch Kälte und Feuchtigkeit.

Anacardium D 4, D 12, D 30

Personotropie:	Psychotische Zustände mit Reizbarkeit, Boshaftigkeit, Drang zum Fluchen und Schwören, zwiespältige Persönlichkeit, Wechsel zwischen Launen und Ausgeglichenheit, unentschlossen, niedergeschlagen, ängstlich.
Funktiotropie:	Ulcus duodeni und Duodenitis, Nüchternschmerz, Essensbesserung bei ständigem Hungergefühl, Pflockgefühl, frustraner Stuhlzwang. Bläschenbildende Hauterkrankungen, Bläschendermatitis, dyshidrotisches Ekzem, auch Schwangerschaftserbrechen.
Modalitäten:	Verschlechterung morgens, nach geistiger und körperlicher Anstrengung. Besserung durch Essen, abends.

Antimonium crudum D 12, D 30

Personotropie:	Korpulent, abweisend, mürrisch, bedrückt, sentimental.
Funktiotropie:	Gastritis, Gastroenteritis mit Flatulenz, Meteorismus, weiß belegte Zunge, harnsaure Diathese.
Modalitäten:	Verschlechterung durch Säure, durch Essen, durch Temperaturextreme, durch Alkohol. Besserung durch Ruhe, frische Luft.

Apis D 12, D 30

Personotropie:	Geistige und körperliche Unruhe, auch lustlos, schläfrig, apathisch, indifferent, weinerliche Stimmung abwechselnd mit Wutanfällen, Konzentrationsmangel. Meist blasser Habitus, bevorzugt ältere Frauen, Witwen.
Funktiotropie:	Akute Entzündungen, Neigung zu Schwellun-

	gen und Ödemen, Rechtsseitigkeit, Durstlosigkeit, große Berührungsempfindlichkeit, Empfindung von Zusammenschnürung, besonders in der Brust.
Modalitäten:	Verschlechterung durch Hitze in jeder Form, Kleiderdruck, warme, geschlossene Räume, nach Schlaf. Besserung durch Kälte, frische Luft, kalte Bäder, kalte Auflagen.

Aquilegia D 4

Clavus und Globus mit reichlichem Erbrechen, Schlaflosigkeit, Zittern und dumpfem Schmerz in der Ovarialgegend.

Argentum nitricum D 12, D 30

Personotropie:	Intellektueller Neurastheniker mit Unsicherheitsgefühlen und Ängsten (Platzangst) sowie besonders Lampenfieber, Nervosität.
Funktiotropie:	Hyperacide Beschwerden des oberen Verdauungstraktes. Enteropathien mit nervösen Diarrhöen. Tachykarde Herzrhythmusstörungen und Vasolabilität. Entzündliche Affektionen von Haut- und Schleimhautgrenze (Splitterschmerz).
Modalitäten:	Folgen von Angst- und Schreckerlebnissen, Diarrhöe bei seelischer Erregung. Erwartungsangst. Süßigkeitenunverträglichkeit.

Arnica D 6, D 12, D 30

Personotropie:	Athletischer Habitus.
Funktiotropie:	Hypertonie bei allgemeiner Gefäßsklerose. Traumamittel. Große Unruhe bei Schmerzen mit Berührungsempfindlichkeit, Zerschlagenheitsgefühl.
Modalitäten:	Bewegungsverschlechterung.

Arsenicum album D 30, D 200

Personotropie:	Leptosomer Habitus, grazil, pedantisch, unruhig, nervös.

Funktiotropie:	Tiefgreifendes Konstitutionsmittel mit Auswirkungen auf alle drei Keimblätter, brennende Beschwerdesymptomatik.
Modalitäten:	Periodizität, Durst. Nachtverschlechterung. Wärmebesserung.

Asa foetida D 12, D 30

Personotropie:	Hysteroide Persönlichkeit, Spasmophilie.
Funktiotropie:	Blähungstendenz, explosives Luftaufstoßen, Retroperistaltik.

Aurum D 30, D 200

Personotropie:	Melancholisch, depressiver Pykniker.
Funktiotropie:	Plethora. Kongestion mit Hitzegefühl, Herzklopfen mit Angst und Unruhe.
Modalitäten:	Hypertonie als Folge von seelischen Insulten. Verschlechterung durch Kälte, nachts und in Ruhe. Besserung bei Wärme und leichter Bewegung. Rechtsseitigkeit.

Baptisia tinctoria D 12, D 30

Somnolenter, stuporöser Zustand infolge typhoider Fieberzustände, Enzephalitis.

Barium carbonicum D 30

Personotropie:	Selbstunsichere, retardierte Persönlichkeit auf dem Boden von geistig-seelischen und körperlichen Entwicklungsstörungen. Spätlymphatismus (Sklerose, Atrophie).
Funktiotropie:	Proliferative und sklerosierende Formen des Lymphatismus. Organotropie zu Herz- und Gefäßsystem.
Modalitäten:	Wärmebesserung. Nässe und Kälte verschlechtern.

Belladonna D 12, D 30

Personotropie:	„Barockaler Pykniker", kongestiv, lebhaft.
Funktiotropie:	Atropinähnliche Wirkung, akute Krankheitsge-

	schehnisse, Neuralgien, Migräne, pulsierende Empfindungen. Spastische Erscheinungen am oberen Verdauungstrakt bei akuten Erkrankungen, Schluckbeschwerden, Erbrechen, Gallekoliken.
Modalitäten:	Nachtverschlechteung, Rechtsseitigkeit, Folgen von Sonneneinstrahlung. Plötzlichkeit.

Bismutum subnitricum D 4

Funktiotropie:	Ulkus der kleinen Kurvatur. Postprandiale Schmerzen, Erbrechen Speichelfluß, Durst nach kalten Getränken, belegte Zunge.
Modalitäten:	Strecken bessert.

Bryonia D 12, D 30

Personotropie:	Kongestiver Typus mit raschem Umschlag der Stimmung zu Ärger, Reizbarkeit, zornig und weinerlich zugleich. Provoziert durch Widerspruch.
Funktiotropie:	Akute, entzündliche Affektionen des rheumatischen Formenkreises mit Betonung seröser Häute.
Modalitäten:	Besserung durch Druck, Ruhe, Kühle.
Bufo D 6, D 12	Epileptiforme Krampfzustände, Brechwürgen, Mangel an Selbstkontrolle. Geistige Benommenheit, depressiv, arbeitsscheu.

Cactus D 12, D 30

Personotropie:	Stiller, zurückgezogener, depressiver Zustand. Unsicherheit bei Fragen oder gebotener Aufmerksamkeit.
Funktiotropie:	Periode stark, zu früh, Fließen nur im Stehen, nicht im Liegen. Herzschwäche, Angina, Herzklopfen mit Angst.

Calcium carbonicum D 30, D 200

Personotropie:	Pastös, phlegmatisch, träge, verspätete geistig-seelische Entwicklung. Ängstlich, pessimistisch, passiv.

Funktiotropie:	Obstipation, vor allem bei Kindern und Jugendlichen. Lymphatische Diathese. Störung des Calciumhaushaltes. Schweißneigung. Sauere Stühle, sauere Schweiße.
Modalitäten:	Verschlechterung durch Kälte, Nässe, körperliche und geistige Anstrengungen. Frostigkeit. Besserung durch Wärme, leichte Bewegung. Rechtsseitigkeit.

Calcium fluoratum D 12

Personotropie:	Gereiztheit, Unruhe, Angst, Hast, Drüsenmittel.
Funktiotropie:	Fettige Diarrhöen unmittelbar postprandial, besonders nach fetten Speisen. Völlegefühl, Blähbauch.

Calcium phosphoricum D 12, D 30, D 200

Personotropie:	Asthenischer Lymphatiker. Ängstlich, schwach, zartgliederig, lebhaft, nervös, Gewitterangst.
Funktiotropie:	Herzschmerzen und Herzklopfen bei Anspannung, Atemnot bei Belastung.
Modalitäten:	Kälte, Feuchtigkeit, geistige und körperliche Arbeit verschlechtern. Empfindlichkeit auch bei Gewitter und bei Neumond. Verlangen nach Speck und Unverdaulichem, nach Saurem und Pikantem.

Calculi biliarii D 12, D 30

Isopathikum, Depression.

Camphora D 4, D 12

Kreislaufstörung infolge Medikamentenmißbrauchs, Schwindel, Übelkeit, Durchfälle, vegetative Krisen.

Cannabis indica D 6, D 12

Personotropie:	Überreizung des ZNS mit Halluzinationen, Bewegungsdrang, erotische Phantasien.
Funktiotropie:	Reizung des Urogenitalsystems. Thyreotoxische Psychopathie.

Capsicum D 12, D 30

Personotropie: Indolente Persönlichkeiten, plump, schwach, träge, eigensinnig, mißtrauisch, leicht beleidigt. Heimweh.

Funktiotropie: Brennende Schleimhautaffektionen im Bereich der Orificien. Lymphatismus. Kiemenbogenderivate.

Modalitäten: Rechtsseitigkeit. Nachtverschlechterung. Berührungsempfindlichkeit. Wärmebesserung.

Carbo animalis D 12, D 30

Personotropie: Blaß, mager, erschöpft, sucht die Einsamkeit, Ängstlichkeit.

Funktiotropie: Blähungen, Drüsenmittel.

Modalitäten: Besserung durch Kälte.

Carbo vegetabilis D 12, D 30, D 200

Personotropie: Carbo-nitrogene Konstitution, Schwäche, verlangsamte geistig-seelische Funktion, gleichgültig.

Funktiotropie: Gastrointestinale Syndrome auf dem Boden venöser Kreislaufinsuffizienz (z. B. Rechtsherzinsuffizienz), Tympanie, Kollaps.

Modalitäten: Kälteverbesserung. Verschlechterung abends sowie durch feuchtwarmes Wetter.

Carboneum sulfuratum D 12, D 30

Chronischer Alkoholismus (Hauptmittel), alkoholtoxische Polyneuropathie. Mittleres bis schweres Durchgangssyndrom.

Chamomilla D 12, D 30, D 200

Personotropie: Ärgerlich, reizbar, launisch, überempfindlich, starke Schmerzempfindlichkeit.

Funktiotropie: Abdominelle Koliken nachts infolge akuten Ärgers, durch Widerspruch. Dyspepsie, Diarrhöe (Pankreopathie).

Modalitäten:	Besserung in Anwesenheit anderer.

Chelidonium D 4, D 12, D 30

Personotropie:	Traurigkeit, Ängstlichkeit, geistige Erschöpfung.
Funktiotropie:	Choleretikum, cholagoge Diarrhöen. Schmerz unter dem inneren, rechten Schulterblattwinkel.

Cicuta virosa D 12, D 30

Mißtrauen, Pessimismus, meidet die Gesellschaft, Selbstüberschätzung.
Nervöse Störungen mit krampfartigen Zuckungen, Absencen, Tics.
Pustulöse Hauterscheinungen, Kältegefühl.

Cina D 12, D 30

Tonisch-klonische Krämpfe nach Schreck bei Aufregung, besonders bei Kindern.
Spastische Symptome.
Schlundkrämpfe.

Coca D 4

Körperliche und geistige Leistungssteigerung, Rekonvaleszentenmittel bei Anämie und Folge nach schweren Darmkrankheiten.

Coffea D 4, D 6, D 200

Funktiotropie:	Herzklopfen bei Nervosität, Gedankenzudrang, Lebhaftigkeit, Aufregung, Wachträumen, Sympathikotonus.
Modalitäten:	Verschlechterung nach Tabak-, Alkohol- und Kaffeemißbrauch.

Colocynthis D 12, D 30

Personotropie:	Reizbar, ärgerlich, verdrossen, mürrisch und ungeduldig, überempfindlich.
Funktiotropie:	Koliken von Hohlorganen, Ischiasneuralgie.
Modalitäten:	Besserung durch Wärme und Krümmen.

Conium D 30, D 200

Symptome (auch Lähmungen) bei plötzlicher

Unterbrechung sexueller Beziehung (Witwer).
Spätlymphatismus, Altersmittel.

Crocus sativus D 4, D 12
Personotropie: Rascher Wechsel von extremer Stimmungslage, von großer Traurigkeit, Weinerlichkeit zu Ausgelassenheit, Heiterkeit, Derbheit.
Funktiotropie: Hohlorganspasmen. Krampfzustände besonders der glatten Muskulatur.
Blutungsdiathese (vikariierende Blutungen, Nasenbluten).
Kongestive, emotionelle Reaktionen (Rotwerden).

Cuprum D 12, D 30
Funktiotropie: Krampfzustände nach Hitze- und Sonneneinwirkung.
Modalitäten: Unterdrückungsmittel. Nächtliche Krämpfe (z. B. Wadenkrämpfe).
Kältebesserung.

Gelsemium D 6, D 12, D 30
Automatismen und Lähmungen, insbesondere der Augenmuskulatur, der Extremitäten und der Sphinkteren.

Glonoinum D 6, D 12
Störungen des arteriellen Gefäßsystems, besonders im Kopf- und Herzbereich.
Ängstlichkeit, Furcht, Unruhe. Pulsierender Kopfschmerz, Migräne, hypertensive Krisen.

Graphites D 12, D 30, D 200
Personotropie: Hypothyreoter Habitus, phlegmatisch, depressiv, besorgt, zerstreut, empfindlich.
Funktiotropie: Trockenheit der Haut, Rhagadenbildung, Dyspepsie, atonische Obstipation, Frostigkeit.
Modalitäten: Kälteverschlechterung.
Wärmebesserung.

Hedera helix D 4, D 12
    Cholezystopathien bei gleichzeitigem Schulter-Arm-Syndrom, rechts und Struma.

Hepar sulfuris D 30, D 200
Personotropie:	Lymphatische Konstitution, Überempfindlichkeit auf äußere Eindrücke, ärgerlich, reizbar, empfindlich.
Funktiotropie:	Neigung zu Erkältungen bei großer Kälte und Luftzugempfindlichkeit, Tendenz zu purulenten Entzündungen. Berührungsempfindlichkeit.
Modalitäten:	Kälteverschlechterung. Besserung durch Feuchtigkeit.

Hyoscyamus D 6, D 12, D 30
Personotropie:	Delirante, ruhelose Zustände, Halluzinationen, Gespanntheit, sexuelle Enthemmung, Furcht, Bösartigkeit, ängstlich, eifersüchtig. Nymphomanie.
Funktiotropie:	Hohlorganspastik, zentrale Erregung, Krämpfe.
Modalitäten:	Plötzlichkeit der Beschwerden, Nachtverschlechterung. Wärmebesserung.

Hypericum D 4, D 12
    Nach Nervenverletzungen angezeigt. Amputationsneuralgie.

Ignatia D 12, D 30, D 200
Personotropie:	Unbeständiger, sensibler, melancholischer Typ, hysteroide Symptomatik, charakteristischer plötzlicher Stimmungswechsel, Zornausbrüche durch Widerspruch, Krämpfe bei seelischer Erregung, Globusgefühl im Hals, Kitzelhusten, Reizmittelunverträglichkeit. Folgen von Schreck, Ärger, Kummer durch Verlust des Partners nach unerwiderten Neigungen.
Funktiotropie:	Spastische Beschwerden bei nervöser Erregung, Ulkusdiathese (vorwiegend bei Frauen), Migräne, Ischialgien. Anorexie.

Modalitäten:	Verschlimmerung bei Aufregung, Kummer, Reizmittelkonsum, morgens. Besserung bei Wärme, durch Druck und langsame Bewegung.

Ipecacuanha D 4, D 12, D 30

Übelkeit, Erbrechen bei reiner Zunge (zentralnervöse Ursache).

Iris versicolor D 4, D 12

Hyperacidität, Übelkeit, Erbrechen, Diarrhöe, Vagotropie. Symptomatik nach starker Streßbelastung.

Jodum D 12, D 30

Personotropie:	Geistige und körperliche Erschöpfung, innere Unruhe, Bewegungsdrang, Abmagerung trotz guten Appetits. Drüsenhypertrophie. Dunkler Habitus.
Funktiotropie:	Hyperthyreote Zustände, Sympathikotonus. Ulcus duodeni (sog. „Heißhungerulkus").Pankreopathien.
Modalitäten:	Verschlechterung durch Wärme, in Ruhe und nüchtern. Besserung bei Kälte, durch Essen, durch Bewegung.

Kalium bichromicum D 12, D 30

Personotropie:	Hager, trocken, asthenisch, zänkisch, ängstlich, will nicht alleine sein.
Funktiotropie:	Schleimhautmittel (Magen, Luftwege, Duodenum) mit zähen Sekreten, ulzeröse Defekte, Schweißneigung.
Modalitäten:	Kälteempfindlichkeit. Besserung durch Bewegung und frische Luft.

Kalium carbonicum D 30, D 200

Personotropie:	Hydrogenoide Konstitution, reizbares, ärgerliches Gemüt bei furchtsamen Menschen. Mangel an Selbstvertrauen. Sorge um die Zukunft, will nicht allein sein.

Funktiotropie:	Adynamie, Schweißneigung, stechende Schmerzen. Störungen des Kaliumhaushaltes.
Modalitäten:	Verschlechterung morgens 3.00 Uhr durch Kälte. Wärmebesserung.

Kalium phosphoricum D 4, D 12, D 30

Bei diesem Mittel sind Phosphorzeichen (u. a. starkes sexuelles Verlangen) mit der Schwäche des Kaliumelementes verbunden. Symptomatisches Nervenmittel.

Kreosotum D 12, D 30

Personotropie:	Allgemeine Dyskrasie, Mittel bei chronischen schweren Entzündungen.
Funktiotropie:	Chronische Gastrophathie, Erbrechen unverdauter Nahrung, Tendenz zu blutenden ulzerativen Defekten, scharfe, brennende Exkretionen. Menorrhagie. Gangrän (Diabetes). Postthrombotische Ulzera.

Lachesis D 6, D 12, D 30, D 200

Personotropie:	Exaltierte, aggressive, psychisch erregbare Personen mit endokrinen Störungen, unaufhörliche Geschwätzigkeit, Tendenz zur Eifersucht, Argwohn, Haß, Rachegefühl, Folgen erotischer Frustration.
Funktiotropie:	Linksseitigkeit der körperlichen Symptomatik, Tendenz zu entzündlichen bis septischen Prozessen.
Modalitäten:	Allgemeine Verschlechterung nach Schlaf, vor der Periode, durch Hitze. Berührungsempfindlichkeit, besonders am Hals und Taille. Folge durch Unterdrückung von Absonderung, Exkretionsbesserung.

Lilium tigrinum D 6, D 12, D 30

Funktiotropie:	Nervöse Herzbeschwerden in Verbindung mit Symptomatik hormoneller Dysregulation (z. B. Klimakterium). Senkungsbeschwerden. Bandgefühl des Herzens.
Modalitäten:	Bewegungsbesserung, schlechter bei Zuspruch.

Luesinum D 200 Angeborene oder frühkindliche Geburts- und Hirntraumen, Veränderungen an Haut und Knochen und Schleimhäuten, wie bei Lues connata.
Nachtverschlechterung, Depression, Neuralgien.

Lycopodium D 12, D 30, D 200

Personotropie:	Magere, reizbare, zwanghafte, aufbrausende Typen, geistig beweglich, temperamentvoll. Vorzeitige Alterung, Hagerkeit mit Abmagerung, besonders am Oberkörper, blaß-gelblicher Habitus.
Funktiotropie:	Dysphagie bei Hepato-Gastropathien, Heißhunger mit Sättigungsgefühl nach wenigen Bissen, Völlegefühl und Blähungen, funktionelle Pylorusspastik, Stuhl knollig-obstipiert, Gefühl der unvollständigen Entleerung. Steindiathese (Harnsäuresteine), Impotenz bei Leberstörungen.
Modalitäten:	Rechtsseitigkeit der körperlichen Symptomatik. Verschlimmerung vor allem gegen 16 bis 20 Uhr, durch Wärme, durch Schlaf. Besserung durch Kälte im Freien, durch Bewegung.

Lyssa D 12, D 30 Delirium tremens. Überempfindlichkeit gegen Geräusche, Angst vor Wasser und Berührung.

Magnesium carbonicum D 6, D 12

Personotropie:	Ausgeprägte, nervöse Reizbarkeit, Vagotoniker, allgemeines Erschöpfungssyndrom.
Funktiotropie:	Vegetative Dystonie, Gastritis; chronische Obstipation bei Hepatopathie, Cholezystopathie. Periodizität. Neuralgien. Erhöhte neuromuskuläre Erregbarkeit. Hohlorganspastik.
Modalitäten:	Verlangen nach Saurem, Pikantem, Wärme. Verschlechterung durch Genuß von Milch, Fleisch, Temperaturextreme.

Magnesium phosphoricum D 6, D 12, D 30
Krampf- und Neuralgiemittel.
Vegetative Dystonie, hyperacide Gastritis, Koliken.
Besserung durch Krümmen.

Mandragora D 12, D 30
Personotropie: Nervöser Reizzustand. Wechsel von guter Laune und depressiver Stimmung.
Funktiotropie: Cholezystopathien mit Blähungstendenz. Kopfkongestionen.
Modalitäten: Rechtsseitigkeit. Nachtverschlechterung.

Medorrhinum D 200
Funktiotropie: Neigung zu rheumatischen Schwellungen, besonders der kleinen Gelenke.
Chronische Katarrhe der oberen Luftwege, Schwellung der Tonsillen, Absonderung von dickem, gelbem Schleim aus der Nase.
Asthma, Unruhe der Beine mit Bewegungszwang.
Gedächtnisschwäche, Konzentrationsmangel.
Nosode nach Gonorrhöe.
Modalitäten: Verschlechterung beim Denken an die Beschwerden, tagsüber.
Besserung bei feuchtem Wetter, am Meer.

Mephitis putorius D 4, D 12
Erschöpfungsmittel bei nervöser Erregung bis zu Krämpfen. Geschwätzigkeit, Kopfdruck und unruhiger Schlaf.

Mercurius solubilis D 12, D 30
Personotropie: Gedächtnisschwäche, Unruhe, Aufregung, Ängstlichkeit, voller Befürchtungen, auch reizbar, zornig, Schlaflosigkeit.
Funktiotropie: Tendenz zu chronisch entzündlichen Prozessen mit reaktiver Drüsenaffektion, Nekrosen, Karies.
Profuse Nachtschweiße, luetisches Terrain, nächtliche Unruhe, Speichelfluß.

Modalitäten: Nachtverschlechterung.

Moschus D 12, D 30

Erregungszustände mit Enthemmung.
Depression des jungendlichen Mädchens, leicht erregbar, kichernd bei jeder Gelegenheit, eine Backe heiß, die andere kalt, häufig Furcht vor dem Tode, Angst zu sterben.

Naja tripudians D 12, D 30

Funktiotropie: Organotropie des Herz- und Kreislaufsystems durch Einwirkung über die autonomen Ganglien des Rückenmarks. Tachykarde Herzrhythmusstörungen.
Angina pectoris, Schmerzausstrahlung in den linken Arm, Kreislaufkollaps.
Modalitäten: Verschlechterung durch Schlaf und Linksseitenlage.

Natrium chloratum D 30, D 200

Personotropie: Folgen von chronischem Kummer, Eifersucht; Verlust-Syndrom, Depression, Isolationstendenz.
Funktiotropie: Hypophysär-dienzephale Fehlregulation (Pubertät, Klimakterium), Amenorrhöe.
Obstipation bei Trockenheit der Schleimhäute.
Schwäche, Anämie.
Modalitäten: Körperliche und geistige Anforderungen schwächen. 11.00-Uhr-Zeiten, Periodizität, Salzverlangen.
Kälte und Sonnenhitze verschlechtern.

Natrium sulfuricum D 12, D 30

Personotropie: Melancholische Stimmung, Depression.
Funktiotropie: Organotropie zu den gallenableitenden Wegen, Diarrhöe, Meteorismus. Harnsauere Diathese.
Vikariation asthmatischer Symptomatik mit abdominellen Störungen (Hauptmittel).
Modalitäten: Nässe und Kälte verschlechtern.

Nux moschata D 6 , D 12, D 30

Personotropie: Persönlichkeitsspaltung, stimmungslabil, Vergrößerungsgefühl, weinerliche Zustände. Folgen von Gemütserregung.

Funktiotropie: Große Trockenheit des Mundes bei Durstlosigkeit, ausgeprägter Meteorismus postprandial mit ausgeprägtem Luftaufstoßen.

Modalitäten: Verschlechterung durch Kälte, Feuchtigkeit, Fahren.
Besserung bei Wärme und Trockenheit.

Nux vomica D 4, D 12, D 30, D 200

Personotropie: Allgemeine Reizbarkeit, Folgen geistiger und körperlicher Überreizung, Reizmittelabusus. Unduldsam, maßlos.

Funktiotropie: Hyperacide Gastropathie, Stauung im Pfortaderkreislauf, Hämorrhoiden, spastische Obstipation, vergeblicher Stuhldrang.

Modalitäten: Morgenverschlechterung.
Besserung durch Ruhe.

Opium D 4, D 12, D 30

Folgen von Schreck und Schock.

Origanum Majorana D 4, D 6

Sexuelle Reizung und exhibitionistische Tendenzen.

Phosphorus D 12, D 30

Personotropie: Neurasthenischer Habitus, Tuberkulinismus. Nervös, überempfindlich gegenüber Sinneseindrücken.

Funktiotropie: Geistige und körperliche Schwäche, Erschöpfung, Blutungstendenz. Schwächende Diarrhöe.

Modalitäten: Nachtverschlechterung, Brennen, Linksseitenlage verschlechtert. Gewitterangst.

Platinum D 12, D 30

Personotropie: Hysteroide überhebliche Personen, Selbstüber-

schätzung, Arroganz. Wechsel von körperlichen und Gemütssymptomen.
Kälte- und Taubheitsgefühl umschriebener Stellen.
Sexualneurose. Auffallendes Zurschaustellen der gesamten Person einschließlich der Sexualsphäre bei zugrunde liegender Unsicherheit.

Funktiotropie: Tetanoide Krampfzustände.
Modalitäten: Verschlimmerung abends durch Ruhe.
Besserung durch Bewegung im Freien.

Pulsatilla D 6, D 12, D 30, D 200

Personotropie: Eifersucht bei Enttäuschung.
Meist bei empfindlichem, weichem, nachgiebigem, labilem, launenhaftem Habitus.
„Tränenreichstes Mittel".
Frauenmittel (blond, blauäugig).

Funktiotropie: Herabgesetzter Gewebstonus. Hypo- und Oligomenorrhöe. Prämenstruelles, depressives Syndrom. Milde, dicke Exkretionen, Tendenz zu Diarrhöe. Durstlosigkeit. Fettabneigung bei biliärer und gastrischer Belastung.
Linksseitigkeit, venöse Durchblutungsstörungen.

Modalitäten: Verschlechterung durch Wärme, Ruhe, morgens, durch fette Speisen.
Besserung an frischer Luft, bei Bewegung.

Sepia D 30, D 200

Personotropie: Hagerer, dunkler Habitus. Depressive, ängstliche Stimmungslage. Affektive Indifferenz, Gleichgültigkeit.

Funktiotropie: Hypophysär-ovarielle Insuffizienz mit Regelanomalien. Hypotonie. Hormonell abhängige Pigmentveränderungen. Obstipation, venöse Insuffizienz, Hämorrhoiden, Senkungsbeschwerden. Leeregefühl.
Trockenheit der Mund- und Rachenschleimhäute.

Modalitäten: Verschlechterung durch Kälte, Essen sowie während der Menses.

Stannum D 30, D 200

Personotropie:	Depressive Grundstimmung mit Mutlosigkeit, Angst, Scheu vor Begegnung mit Menschen, wortkarg, verschlossen, überfordert.
Funktiotropie:	Ausgeprägte Schwäche mit Zittern bei geringer Anstrengung, Affinität zum bronchopneumonalen System mit schleimig-eitrigem Auswurf, heftigem Husten, Nachtschweißen.
Modalitäten:	Rechtsseitenlage. Besserung durch Druck, Bewegung. Beschwerden „steigen und fallen mit der Sonne".

Staphisagria D 12, D 30, D 200

Personotropie:	Heftiges Temperament. Sehr empfindlich auf das, was andere über ihn sagen und denken, ärgerlich, entrüstet. Sexualhypochonder. Pubertätsstörungen.
Funktiotropie:	Neigung zu Hordeolum und Chalazion. Zähne mit schwarzem Belag, vorzeitige Karies. Neigung zu Nasenkatarrhen. Ekzeme am behaarten Kopf, trocken, juckend. Nachtschweiße. Übererregbarkeit des neurovegetativen Systems.
Modalitäten:	Folgen von Ärger, Frustration. Besserung durch Wärme und Ruhe.

Stramonium D 30, D 200

Personotropie:	Intellektuelle Personen, geistig- und seelische Erregungszustände, manisch, geschwätzig, hyperaktiv, unmotivierte Gefühlsäußerungen. Fanatismus in religiösen Bereichen.
Funktiotropie:	Zerebrale Kongestionen mit hyperaktiven Funktionsstörungen, wie Halluzinationen, Erregungszustände, Delirien, Angst.
Modalitäten:	Nachtverschlechterung. Wichtiges Unterdrückungsmittel nach vorheriger Schock- oder Tranquilizerbehandlung. Sollte auch als Zwischenmittel in Hochpotenz gegeben werden.

Sulfur D 30, D 200

Personotropie:	Neigung zu philosophischem und religiösem Sektierertum bei eigenbrödlerischen, unordentlichen, schlampigen Personen.
Funktiotropie:	Schwefelstoffwechsel, Lymphatismus. Leber-Pfortadersystem. Ekzematöse Hauterscheinungen mit Brennen, Rötung. Unterdrückungsmittel.
Modalitäten:	Schwächezustände gegen 11 Uhr, 17 Uhr mit Essensbesserung. Verschlechterung durch Wärme und Feuchtigkeit.

Tabacum D 6, D 12, D 30

Vagusneurosen. Kollaptische Kreislaufverhältnisse mit Zentralisation.

Tarantula hispanica D 12, D 30

Personotropie:	Destruktiv schizoider Typ, Selbstzerstörung, allgemeingefährlich, rascher Stimmungswechsel zwischen extremen hypermanischen und verzweifelten Zuständen, ausgesprochene Agitiertheit, moralische Enthemmung und sexuelle Übererregbarkeit.
Funktiotropie:	Überempfindlichkeit der Sinnesorgane, Erregung, Tremor, Vasomotorenkollaps mit kaltem Schweiß und peripherer Zyanose, Gewebsnekrosen, septische Prozesse. Unruhe und nächtlicher Bewegungsdrang.
Modalitäten:	Ruheverschlechterung. Besserung in Bewegung, nachts, durch Schlaf.

Thuja D 30, D 200

Personotropie:	Nervöse Erregung, Depressionen, Wahnideen, Nagelkopfschmerzen (linke Stirnhöhle) nach unterdrückten katarrhalischen Infekten oder chronischen Unterleibsaffektionen. Impffolgen. Hydrogenoide Konstitution.
Funktiotropie:	Schweiße, Frostigkeit, Diarrhöe. Proliferationstendenz.

Modalitäten: Verschlechterung durch Nässe und Kälte.
Besserung durch Wärme.

Tuberculinum D 200

Konstitutionsmittel bei lymphatischer Diathese. Schwäche, Lymphschwellungen, Folgen spezifischer tuberkulinischer Prozesse.

Valeriana D 4, D 12, D 30

Personotropie: Kopfschmerz selbst bei der geringsten Anstrengung, Mattigkeit, Schwäche, Ohnmacht. Bange, verzweifelnde Stimmungslage.

Funktiotropie: Vasomotorische Störungen in Form von Wallungen, besonders abends, die vom Leib nach der Brust aufsteigen und zur Beklemmung führen, sind ebenso häufig als Speichelfluß und Übelkeit bis zum Erbrechen.
Die Erregtheit kann sich bis zu Krampfanfällen steigern oder auch nur bis zu blitzartig den Körper durchzuckenden Schmerzen.
Globus hystericus. Sedativum.

Veratrum album D 30, D 200

Personotropie: Puerperale Psychosen, religiöse Manie, Heftigkeit, Zerstörungswut, ärgerliche Gereiztheit, geschäftige Unruhe. Mutismus.

Funktiotropie: Kreislaufkollaps mit Zentralisation, kalte Schweiße (N. vagus). Dysenterie, Trockenheit der Mund- und Rachenschleimhäute, großer Durst nach kaltem Wasser.

Modalitäten: Verschlimmerung durch Bewegung, Kälte.
Besserung durch Ruhe, Wärme, Liegen.
Wichtiges Mittel bei allen Formen der jugendlichen Psychosen (Borderline-Syndrom).
Auch in der Folge pubertären Fehlverhaltens angezeigt. Alle Formen der Gestationspsychosen.

Zincum metallicum D 30

Psychiatrische Symptomatik bei Unterdrückung somatischer Krankheitserscheinungen.

Zincum valerianicum D 4
Nervöse Schlaflosigkeit mit ausgeprägter Unruhe der Beine.

Literaturverzeichnis

BARTHEL, H.	Synthetisches Repertorium, Karl F. Haug Verlag, Heidelberg.
BOERICKE, O. E.	Homöopathische Mittel und ihre Wirkungen, Verlag Grundlagen und Praxis, Leer 1972.
CHARETTE, C.	Homöopathische Arzneimittellehre für die Praxis, Hippokrates Verlag Stuttgart, 2. Auflage.
DEICHMANN, H.	Catena medica, Karl F. Haug Verlag, Heidelberg.
DORCSI, M.	Stufenplan und Ausbildungsprogramm in der Homöopathie, Karl F. Haug Verlag, Heidelberg 1977.
GALLAVARDIN, J. P.	Homöopathische Beeinflussung von Charakter, Trunksucht und Sexualtrieb, 5. Auflage, Karl F. Haug Verlag, Heidelberg.
GAUS, W., WIESENAUER, M.	Wirksamkeitsvergleich verschiedener Potenzierungen des homöopathischen Arzneimittels Galphimia glauca beim Heuschnupfen-Syndrom, Deutsche Apotheker Zeitung, 126. Jg., Nr. 40, 1986.
HAHNEMANN, S.	Die chronischen Krankheiten, 2. Nachdruck, Karl F. Haug Verlag, Heidelberg 1979.
HAHNEMANN, S.	Reine Arzneimittellehre, 2. Nachdruck, Karl F. Haug Verlag, Heidelberg 1979.
HERING, C.	Kurzgefaßte Arzneimittellehre, Ulrich Burgdorf Verlag, Göttingen 1979.
HERING, C., GROSS, H.	Vergleichende Arzneimittellehre, Ulrich Burgdorf Verlag, Göttingen 1979.
IMHÄUSER, H.	Homöopathie in der Kinderheilkunde, Karl F. Haug Verlag, Heidelberg 1970.
JAHR, G. H. G.	Die Geisteskrankheiten, Verlag T. O. Weigel, Leipzig 1866.

JULIAN, O.	Materia medica der Nosoden, Karl F. Haug Verlag, Heidelberg, 4. Auflage, 1980.
KENT, J. T.	Kents Repertorium der homöopàthischen Arzneimittel, Band I–III, Karl F. Haug Verlag, Ulm/Donau 1960.
KLOOS, G.	Grundriß der Psychiatrie und Neurologie, Verlag R. Müller und Steinicke, München.
MEZGER, J.	Gesichtete homöopathische Arzneimittellehre, Karl F. Haug Verlag, Heidelberg 1977.
MUMENTHALER, M.	Neurologie, Georg Thieme Verlag, Stuttgart.
NASH, E. B.	Leitsymptome in der homöopathischen Therapie, Karl F. Haug Verlag, Heidelberg 1977.
POECK, K.	Neurologie, Springer Verlag, Berlin-Heidelberg-New York 1974.
QUILISCH, W.	Homöopathische Differentialtherapie, Karl F. Haug Verlag, Heidelberg, 2. Auflage, 1980.
REHM. E.	Bewährte homöopathische Rezepte, Turm Verlag, Bietigheim 1974.
SCHEID, W.	Lehrbuch der Neurologie, Georg Thieme Verlag, Stuttgart.
SMITH, T.	The homoeopathic Treatment of emotional illness, Thorsons publishers Limited, Wellingborough, Northamptonshire 1983.
SPOERRI, Th.	Kompendium der Psychiatrie, S. Karger, 8. Auflage, 1975.
STAUFFER, K.	Klinische, homöopathische Arzneimittellehre, Johannes Sonntag Verlagsbuchhandlung, 10. Auflage, 1988.
STAUFFER, K.	Symptomen-Verzeichnis, 9. Auflage, Johannes Sonntag Verlagsbuchhandlung, 1989.

STAUFFER, K.	Homöotherapie, 4. Faksimile-Nachdruck, Johannes Sonntag Verlagsbuchhandlung, 1990.
STIEGELE, A.	Homöopathische Arzneimittellehre, Hippokrates-Verlag, Marquart + Cie., Stuttgart 1949.
UEXKÜLL, v. Th. et al.	Lehrbuch der psychosomatischen Medizin, Urban und Schwarzenberg, München-Wien 1981.
VOEGELI, A.	Homöopathische Therapie der Kinderkrankheiten, Karl F. Haug Verlag, Ulm/Donau 1964.
WIECK, H.	Lehrbuch der Psychiatrie, F. K. Schattauer Verlag, Stuttgart.
WIPP, B.	Homöopathie in Psychiatrie und Neurologie, Karl F. Haug Verlag, Heidelberg.
ZIMMERMANN, W. et al.	Consilium cedip, Naturheilweisen, Cedip medizinisch-technische Verlags- u. Handelsgesellschaft, München 1983.
ZIMMERMANN, W.	Homöopathische Arzneitherapie, Verlagsbuchhandlung Johannes Sonntag, 5. Auflage, 1990.
ZIMMERMANN, W.	Homöopathie der Hautkrankheiten, Verlagsbuchhandlung Johannes Sonntag, Regensburg, 2. Auflage, 1987.
ZWEIG	Nervenkrankheiten, Johannes Sonntag Verlagsbuchhandlung, Regensburg 1927.

Sonntag Verlag

ANCAROLA, Ricardo;
BALTIN, Hartmut (Hrsg.)
Homöopathische Behandlung chronischer Krankheiten
1992, ca. 276 Seiten, 14×21 cm, gebunden ca. DM 78,–
ISBN 3-87758-041-6

Das Buch beginnt mit den klinischen Grundlagen homöopathischer Behandlung: Symptomatologie, Anamnese, Erst- und Folgeuntersuchung, Indentifizierung von Krankheitsverläufen. Auf dieser Basis entwickelt der Verfasser anhand von 50 präzise dokumentierten Fällen die Therapie häufigster chronischer Erkrankungen wie Asthma, Kopfschmerzen, Magen-Darm-Beschwerden u. v. a.

BLACKIE, Margery
Lebendige Homöopathie
Aus dem Englischen übersetzt von M. Hackl.
1990, 336 Seiten, 13,7×20,5 cm, gebunden DM 60,–
ISBN 3-87758-066-1

Hier finden sich indviduelle Erfahrungen und Praxisanweisungen über: Prinzipien der Homöopathie, die wichtigsten Konstitutionsmittel, Symptomendarstellung und Simile, Analogien und Abgrenzungen sowie eine kompakte Materia medica mit 111 Arzneimitteln.

(Preisänderungen vorbehalten)

BORLAND, Douglas
Homöopathie in der Alltagspraxis
Aus dem Englischen übersetzt von W. Klunker.
1992, 192 Seiten, 14,1×21 cm, gebunden DM 52,–
ISBN 3-87758-042-4

Arzneimittelwahl, homöopathische Schmerzbehandlung, Bekämpfung häufiger Infektionskrankheiten sowie Charakterisierung spezieller Arzneimittelgruppen und deren Anwendung – dies ist das Angebot dieses Buches. Ein Kursbuch der ärztlichen Fortbildung Borlands am renommierten Londoner Homöopathischen Hospital.

BRAUN, Artur
Methodik der Homöotherapie
Ausgezeichnet mit dem »Professor-Alfons-Stiegele-Forschungspreis für Homöopathie«.
4., erweiterte und verbesserte Auflage 1992,
ca. 232 Seiten, 14,1×21 cm kartoniert ca. DM 48,–
ISBN 3-87758-074-2

Logisch durchdachter und didaktisch aufgebauter Leitfaden zur wissenschaftlichen Ähnlichkeitstherapie Hahnemanns mittels Verwendung sorgfältig ausgewählter Fallbeispiele.

Sonntag Verlag

GAISBAUER, Markus
Homöotherapie neurologischer Erkrankungen

Ein klinisch-homöopathisches Kompendium

1984, 164 Seiten, 11,9×19 cm, kartoniert DM 32,—
ISBN 3-87758-034-3

Praxisbezogene Kombination von homöopathischer Literatur auf der Basis von A. Zweig und K. Stauffer mit den Erfahrungen einer internistischen Klinik. Ein Arbeitsbuch und Leitfaden.

DAS, Sigrid;
ZILCH, M. Joseph (Hrsg.)
Ohne Inweltentgiftung keine ganzheitliche Therapie

1989, 408 Seiten, Abbildungen und Skizzen, 14×20,9 cm, gebunden DM 58,—
ISBN 87758-070-X

Fremd- und Schadstoffe belasten nicht nur die Umwelt, sondern auch die Körper-INWELT. Den vier großen Entgiftungssystemen — Darm, Lunge, Haut, Niere — obliegt die Reinhaltung des »Inneren Milieus«. Ihre Aktivierung und therapeutische Betreuung sind aktuell notwendige Grund- und Allgemeinbildung und Thema dieses zukunftsweisenden Buches.

(Preisänderungen vorbehalten)

NASH, Eugene;
SCHLEIMER, Jochen (Hrsg.)
Lokale Leitsymptome

Aus dem Englischen übersetzt.
1983, VI, 120 Seiten, 14,7×21 cm, kartoniert DM 26,80
ISBN 3-87758-017-3

Es wurden 2000 Symptome verschiedener Arzneimittel nach dem Kopf-zu-Fuß-Schema zusammengestellt, wobei auf der linken Seite das Arzneimittel und rechts das Symptom steht. Dieses Buch ist somit ein strukturierter Lerntext, ein Lernbuch oder ein »Homöopathie-Quiz«, wie es der Autor selbst bezeichnet. Dem Anfänger wird eine solide Arzneimittelkenntnis vermittelt, und auch der Erfahrene wird noch manches Goldkorn hier aufstöbern können.

ZIMMERMANN, Walther
Homöopathische Arzneitherapie

5., erweiterte Auflage 1990, 352 Seiten, 11,9×19 cm, kartoniert DM 40,—
ISBN 3-87758-020-3

Eine vielfach bewährte, kurzgefaßte und integrierte Arzneimittellehre. Gelungener Versuch einer Synthese aus gängigen Arzneimittellehren, unter spezieller Verwertung der Erfahrungen einer langjährigen klinischen Homöopathie. Neu: Kapitel Nosoden.